# அக்குபங்சர்

## சட்டம் சொல்வது என்ன?

(அக்குபங்சர் அரசு ஆணைகள், நடைமுறைகள் குறித்த கட்டுரைகள்)

# அக்குபங்சர்
## சட்டம் சொல்வது என்ன?
(அக்குபங்சர் அரசு ஆணைகள், நடைமுறைகள் குறித்த கட்டுரைகள்)

**அக்கு ஹீலர். அ. உமர் பாரூக்**
முதல்வர்
கம்பம் அகாடமி ஆஃப் அக்குபங்சர்
அக்குபங்சர் பாடத்திட்டக்குழு உறுப்பினர்
தமிழ்ப் பல்கலைக்கழகம்
அழகப்பா பல்கலைக்கழகம்.

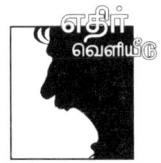
எதிர் வெளியீடு

**அக்குபங்சர்: சட்டம் சொல்வது என்ன?**
அக்கு ஹீலர் அ. உமர் பாரூக்

முதல் பதிப்பு: செப்டம்பர் 2016
மூன்றாம் பதிப்பு: செப்டம்பர் 2021

எதிர் வெளியீடு,
96, நியூ ஸ்கீம் ரோடு, பொள்ளாச்சி - 642 002
தொலைபேசி: 04259 - 226012, 99425 11302

வடிவமைப்பு: ஆதி

**விலை: ரூ. 120**

**Acupuncture: Sattam Solvathu Enna?**
Acu Healer A. Umar Farook


Copyright © Acu Healer A. Umar Farook


First Edition: September 2016
Third Edition: September 2019

Published by
Ethir Veliyeedu, 96, New Scheme Road, Pollachi - 2
email: ethirveliyedu@gmail.com
www.ethirveliyedu.in

ISBN : 978-93-84646-78-3

Printed at Jothy Enterprises, Chennai.

இந்நூல் குறித்த, அதன் உள்ளடக்கம் குறித்த சர்ச்சைகள், வழக்குகள் அனைத்தும் தேனி மாவட்ட நீதிமன்ற எல்லைக்குட்பட்டது.

All rights reserved. No part of this book may be reprinted or reproduced or utilised in any form or by any electronic, mechanical or other means, now known or hereafter invented, including photocopying and recording, or in any information storage or retrieval system, without permission in writing from the Publisher.

அக்கு ஹீலர். போஸ் கே.முகமது மீரா, M.Acu, D.Ed(Acu),
தலைவர், கம்பம் அகாடமி ஆஃப் அக்குபங்சர் கல்விக் குழுமம்
தென்னிந்தியத் தலைவர், அக்குபங்சர் ஹீலர்கள் கூட்டமைப்பு
(இந்தியா)
பாடத்திட்டக்குழு உறுப்பினர், அழகப்பா பல்கலைக்கழகம்

## முன்னுரை

அக்குபங்சர் ஹீலர்கள் எந்த விதமான தங்கு தடையும் இல்லாமல் மருத்துவப் பணியை மேற்கொள் வதற்குத் தேவையான அனைத்துவிதமான வழி காட்டுதல்களையும் கம்பம் அகாடமியின் கல்விக்குழு உறுப்பினர்கள் பல வகைகளில் வழங்கி வருகிறார்கள்.

அந்த வகையில் "அக்குபங்சர் சட்டம் சொல்வ தென்ன?" வெளிவருகிறது. அக்கு ஹீலர்கள் மட்டுமல் லாமல், எல்லா அக்கு பங்சரிஸ்ட்டுகளும் தங்களுடைய சட்டரீதியான உரிமைகளையும், எல்லைகளையும் அறிந்து கொள்ள வேண்டியது அவசியமாகும். அக்குபங்சர் மருத்துவத்தில் பணியாற்றும் நபர்களின் சட்ட ரீதியான சந்தேகங்களைப் போக்கும் விதத்தில் எழுதப்பட்டுள்ள இந்நூல் அனைவருக்கும் பயன்படும் என்று நம்புகின்றேன்.

அக்குபங்சர் ஹீலர்கள் கூட்டமைப்பு (இந்தியா) வின் சார்பாக வாழ்த்துகள்.

அன்புடன்,
**அக்கு ஹீலர். போஸ் கே.முகமது மீரா**

## உள்ளே...

| | |
|---|---|
| சட்ட அறிவின் அவசியம் | 9 |
| மருத்துவங்களின் அங்கீகாரம் | 13 |
| அரசு மருத்துவ அமைப்புகள் | 18 |
| நீதிமன்றங்களில் மாற்று மருத்துவம் | 25 |
| அக்குபங்சர் அரசு ஆணை | 30 |
| அக்குபங்சர் சிகிச்சையாளர் யார்? | 36 |
| அக்குபங்சரும், தமிழ்நாடு அரசும் | 41 |
| உலகத்திருவிளையாடல் | 43 |
| கல்கத்தாவின் போலிப் பல்கலைக்கழகம் | 59 |
| பி.எஸ்.எஸ். வழங்கும் சான்றிதழ்கள் | 62 |
| எக்ஸ்டெர்னல் தெரபிஸ்ட் சான்றிதழ்கள் | 73 |
| அக்குபங்சர் சிகிச்சையும், கெஜெட் வெளியீடும் | 77 |
| பாராளுமன்றத்தில் அக்குபங்சர் | 85 |
| கேள்விகளும், பதில்களும் | 88 |
| ஆவணங்கள் | 101 |

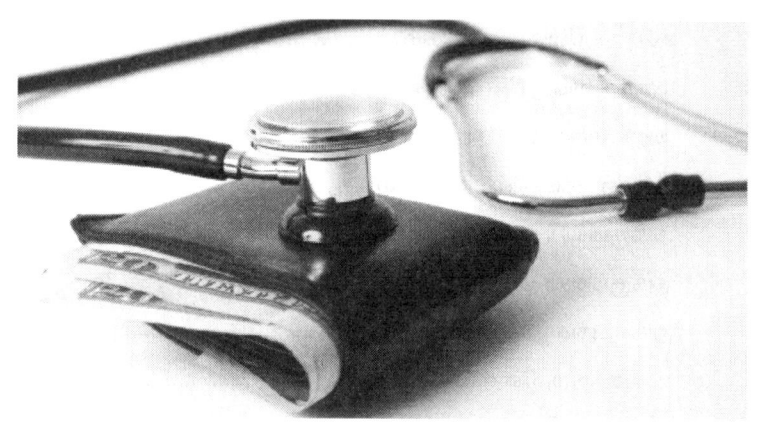

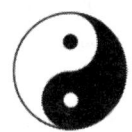

# சட்ட அறிவின் அவசியம்

"ஒவ்வொரு நாட்டின் தேசிய சுகாதார, மக்கள் நல்வாழ்வுத் திட்டங்களிலும் அந்தந்த நாடுகளின் மரபுவழி மாற்று மருத்துவங்களும் பயன்படுத்தப்பட வேண்டும். அரசாங்கம் இவ்வகை மருத்துவங்களை முழுமையாகப் பயன்படுத்திக்கொள்ள வேண்டுமானால் அவை குறித்த அறிவையும், முறைப்படுத்தும் வழிமுறைகளையும் உருவாக்கிக் கொள்ள வேண்டும். மரபுவழி மருத்துவங்களை மக்களிடம் கொண்டு சேர்க்க இதுவே சிறந்த வழி" என்று வலியுறுத்துகிறார் உலக சுகாதார நிறுவனத்தின் மாற்று மருத்துவப்பிரிவின் ஒருங்கிணைப்பாளர் டாக்டர். ஷியாருய் ஜாங்.

உலகில் ஆரோக்கியத்தை மீட்கும் பணியில் அனைத்து மருத்துவங்களின் பங்களிப்பும் அவசியம் என்பதை சமீப காலங்களில் உலக அரசாங்கங்கள் உணர்ந்து வருகின்றன. இருபதாம் நூற்றாண்டின் துவக்கத்தில் மருத்துவங்களில் ரசாயனக் கலப்பற்ற, இயற்கை வாழ்வியல் சார்ந்த பல மருத்துவ முறைகள் உலக மக்களால் தேடி மறு பயன்பாட்டிற்குக் கொண்டு வரப்பட்டன. தங்களுடைய மரபுவழி மருத்துவங்களை இன்றைய ஆங்கில மருத்துவத்திற்கு எதிரான மாற்று மருத்துவங்களாக மக்கள் உணரத் துவங்கி வருகின்றனர்.

2003 ஆம் ஆண்டு உலக சுகாதார நிறுவனத்தின் கணக்கின் படி இந்தியாவில் 70% மக்கள் மரபுவழி மருத்துவங்களை விரும்புவோராக இருக்கின்றனர். இந்தியா போன்ற மரபுசார்ந்த நாடுகளின் அரசுகள் எந்த விதமான திட்டங்கள் மூலம் இவ்வகை மருத்துவங்களை அங்கீகரிக்கலாம் என்ற வழிகாட்டுதல்களை உலக சுகாதார நிறுவனத்தின் மாற்று மருத்துவப் பிரிவு

வழங்கிவருகிறது. அவற்றைப் பின்பற்றி உலகின் பல நாடுகள் மரபு வழி மாற்று மருத்துவங்களை முறைப்படுத்தி, சட்ட ரீதியான அங்கீகாரங்களை வழங்கி, பயன்படுத்தி வருகின்றன.

மரபுவழி மருத்துவங்களின் உலக அங்கீகார வரலாற்றையும், நம் நாட்டில் எவ்வாறு அங்கீகரிக்கப்பட்டுள்ளன என்பதையும் ஒவ்வொரு மரபுவழி மருத்துவரும், மரபுவழி மருத்துவங்களில் அக்கறை கொண்டோரும் அறிந்திருக்க வேண்டியது அவசியம்.

உலகம் முழுவதும் பணத்திற்காக எதையும், எப்படியும் விற்கத்துடிக்கிற வணிக சூதாடிகள் நிரம்பி வழியும் இந்த நூற்றாண்டில் எந்த ஒரு விஷயத்தையும் அதன் அடிப்படை யிலிருந்து புரிந்துகொள்ள வேண்டிய அவசியமிருக்கிறது. ஒரு மருத்துவத்தைப் பற்றி அதன் சட்ட , அங்கீகார அம்சங்களோடு புரிந்து கொள்வதுதான் அதனைப் பின்பற்றவும், குழப்பங்களைத் தவிர்க்கவுமான அடிப்படையான வழி.

உலகம் முழுவதும் தன் ஆதிக்கத்தைப் பரப்பி வரும் பகாசுர நிறுவனங்கள் ஆங்கில மருத்துவத்தை அதன் விற்பனைச் சந்தையாக மாற்றி வருவது போன்றே, மரபுவழி மருத்துவங்களையும் அதன் லாபம் கருதி சந்தைப்பொருட்களாக மாற்ற முயல்கின்றன. உதாரணமாக, ஆங்கில மருத்துவத்திற்கு மாற்றாக உலகம் முழுவதும் வளர்ந்து வரும் அக்குபங்சர் மருத்துவத்தை அமெரிக்காவும், அதன் மருந்துக்கம்பெனிகளும் துவக்கத்தில் எதிர்த்து வந்தன. அக்குபங்சர் ஊசிகள் சுகா தாரக் குறைவினால் தொற்று நோய்களைப் பரப்பும் என்று மக்களை அச்சுறுத்தினர் கம்பெனி விஞ்ஞானிகள். அதையும் மீறி ஆசிய மருத்துவ முறைகளின்மேல் அமெரிக்க மக்களின் ஈர்ப்பு கண்டு, தற்போது இருபத்தேழு அக்குபங்சர் மருத்துவக் கல்லூரிகளைத் திறந்திருக்கிறது அமெரிக்கா. பல அமெரிக்கப் பல்கலைக்கழகங்கள் அக்குபங்சரைக் கற்பிக்க போட்டி போட்டுக் கொண்டு முன்வருகின்றன.

இது அமெரிக்காவில் மட்டுமல்ல; பல நாடுகளின் நிலையும் இது தான். தமிழகத்தில் பல கிளைகளைக் கொண்ட ஆங்கில மருத்துவத்திற்கு பேர்போன ஒரு கிரேக்கப் பெயர் தாங்கிய நிறுவனம் அக்குபங்சர் அறிவியல் பூர்வமான மருத்துவம் இல்லை என்று கூறி வந்தது. 2010 அக்டோபர் மாதத்தில் அந்த நிறுவனத்தில் பணி புரியும் ஆங்கில மருத்துவர்களுக்கு சிறப்பு அக்குபங்சர் பயிற்சி அளிக்கும் ஒரு மையத்தை அதே ஆங்கில மருத்துவ நிறுவனம் துவங்கியுள்ளது. இப்படி, எந்தத்துறை வெற்றிகரமான வருமானம் உள்ளதாக மாறுகிறதோ, மக்கள்

வரவேற்புள்ளதாக உள்ளதோ அதில் எந்த வித தயக்கமும் இன்றி நுழைகின்றன வணிக நிறுவனங்கள்.

இவ்வாறு மரபுவழி மருத்துவங்களில் பல புதிய நிறுவனங்கள் மூக்கை நுழைத்திருக்கின்றன. எந்தத் துறையிலும் யார் வேண்டுமானாலும் தங்கள் வருகையை நிகழ்த்தலாம் என்பதில் யாருக்கும் இரண்டாம் கருத்து இருக்க முடியாது. என்றாலும், மரபுவழி மருத்துவங்களில் போலி விளம்பரங்களோடு, மரபுவழி மருத்துவர்களின் அச்சத்தை தூண்டி, அதிகரித்து அதனை தங்களுக்குச் சாதகமாகப் பயன்படுத்தி இத்தகைய நிறுவனங்கள் தங்கள் சந்தையை பெருக்குகின்றனர்.

ஒரு அடிப்படைத் தெளிவற்ற விஷயத்தில் தான் அதிகபட்ச வியாபாரத் தந்திரங்கள் அரங்கேறுகின்றன. என்னதான் பெரிய நிறுவனங்கள் தங்கள் விற்பனைகளை மரபுவழி மருத்துவர்களி டம் நிகழ்த்தினாலும், அதில் சிக்கிக் கொள்கிற நபர்களின் அடிப்படைக் குழப்பம்தான் ஏமாற்றத்தின் முக்கியமான காரணியாக இருக்கிறது.

இக்காலத்தில், மரபுவழி மருத்துவர்களின் பிரச்சினைகள் இரண்டு வகை. ஒன்று — தங்கள் மருத்துவத்தின் அடிப்படைத் தத்துவங்களை முழுமையாகப் புரிந்து கொள்ளாமல் இருப்பது முதல் வகை. தத்துவப் புரிதலும், பயன்பாட்டு எளிமையையும் கொண்ட மரபுவழி மருத்துவர்களுக்கு தங்கள் மருத்துவம் குறித்த சட்ட அங்கீகாரம் பற்றிய தெளிவின்மையும், குழப்பங்களும் இரண்டாவது வகை.

மரபுவழி மருத்துவங்களை தத்துவ அடிப்படையில் புரிந்துகொள்ளாமல் பின்பற்றுவது அம்மருத்துவங்களின் தனித்தன்மையை குழி தோண்டிப் புதைத்து, இன்னொரு மருத்துவத்தின் துணை மருத்துவமாக மாற்றிவிடும் அபாயமும் உண்டு. அதே போல, தங்கள் மருத்துவத்தின் சட்ட ரீதியான அறிவுக் குறைபாடு புதிய பல வியாபாரங்களை உருவாக்கி விடுவது மட்டுமல்லாமல், தாம் கற்றதை தயக்கமின்றி மக்களுக்குப் பயன்படுத்துவதிலும் சிக்கல்கள் உருவாகி விடும்.

உலக அரங்கில் ஆகப்பெரிய வருமானம் உள்ள தொழில்கள் இரண்டு. ஒன்று — மருத்துவம், இரண்டு — கல்வி. மருத்துவமும், கல்வியும் இணையும் மருத்துவக் கல்வி பற்றி சொல்லவே வேண்டியதில்லை. சிறிய கல்வி நிறுவனங்கள் துவங்கி, பன்னாட்டு நிறுவனங்கள் வரைக்கும் நம்முடைய மருத்துவக்

கல்வி குறித்த சட்ட அங்கீகாரம் பற்றிய தெளிவின்மையை தங்களுக்கு சாதகமாகப் பயன்படுத்திக் கொள்கின்றன.

அரசால் அங்கீகரிக்கப்பட்ட மருத்துவம் எது என்பதில் துவங்கி, முறையான அங்கீகாரம் பெற்ற மருத்துவக் கல்வி எது என்பது வரை பல வகையான குழப்பங்கள் நிலவி வருகின்றன. இந்தியாவைப் பொறுத்த வரை மரபு வழி மருத்துவங்களின் அங்கீகாரம் என்பது தாமதமான செயலாக இருந்தாலும் கூட தெளிவான வரையறைகள் அறிவிக்கப்பட்டுள்ளன. அவற்றை வருகிற பக்கங்களில் சுருக்கமாக, ஆவணங்களோடு தெரிந்து கொள்வோம்.

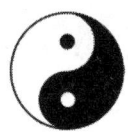

# மருத்துவங்களின் அங்கீகாரம்

மனிதன் பிறந்தபோதே மருத்துவங்களும் பிறந்து விட்டன என்றே சொல்லலாம். தனித் தனியான பெயர்கள் இல்லாமல் பிறந்த மருத்துவங்கள் தனித்தனி இனக்குழுக்களால் உருவாக்கப்பட்டு, பயன்படுத்தப்பட்டு வந்தன. உலகம் முழுவதும் உள்ள எல்லா நாடுகளிலும் ஒவ்வொரு விதமான மருத்துவமுறைகள் பின்பற்றப்பட்டு வந்தன. அம்மருத்துவ முறைகள் அந்தந்த நாட்டு பழக்க வழக்கங்கள், பருவகாலங்கள், சுற்றுச்சூழலிற்கேற்றபடி விதம் விதமாக அமைந்திருந்தன. மூலிகைகளைப் பயன்படுத்தும் மருத்துவ முறைகள், இயற்கை வாழ்வியல் சார்ந்த பயிற்சி முறைகள், அழுத்துதல், தொடுதல், குத்துதல் போன்றவற்றாலான முறைகள்... என ஒவ்வொரு நாட்டிலும் அதனதன் தன்மைக்கேற்ப மருத்துவங்கள் மக்களிடம் அவர்கள் வாழ்க்கையோடு பின்னிப்பிணைந்தவைகளாக இருந்தன. இவைகள் தான் மரபுவழி மருத்துவங்கள் என்று அழைக்கப்படுகின்றன.

பிற்காலத்தில் நவீன மருத்துவ முறையாக அறியப்பட்ட ஆங்கில மருத்துவ முறை நடைமுறையில் இருந்த பிற மருத்துவ முறைகளில் இருந்து தோன்றியது. முறைப்படுத்தப் படாத கருத்துக்களோடு, அடிப்படைத் தத்துவங்கள் ஏதுமில்லாத நிலையில் பதினெட்டாம் நூற்றாண்டில் ஆங்கில மருத்துவம் உலகம் எங்கும் பரவியது. விஞ்ஞானக் கண்டுபிடிப்புகளும், மாறி வந்த நாகரீகங்களும் மேற்கத்திய நாடுகளில் இம்மருத்துவத்தை வேகமாக வளர்த்தது. பதினெட்டாம் நூற்றாண்டின் இறுதியில் ஆங்கில மருத்துவர் சாமுவேல் ஹானிமனால் ஆங்கில மருத்துவத்திற்கு நேரெதிரான ஹோமியோபதி கண்டுபிடிக்கப்பட்டது. இக் காலத்திலேயே

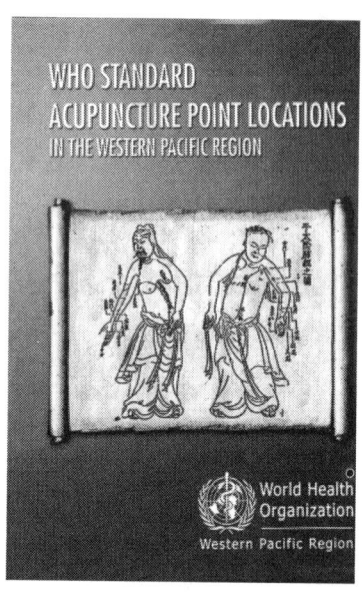

ஆங்கில மருத்துவத்தில் ரசாயனப் பயன்பாடு அதிகமான அளவில் இருந்தது. ரசாயன மருந்துகளை விரும்பாத ஆங்கில மருத்துவர்கள் இயற்கையான வாழ்வியலை நோக்கித் திரும்பி, மக்களால் பின்பற்றப்பட்ட தனித் தனியான இயற்கை முறைகளை ஒருங்கிணைத்து இயற்கை மருத்துவத்தை (நேச்சுரோபதி) உருவாக்கினர். ஹோமியோபதியின் தோற்றத்திற்குப் பின்னால் உலகம் முழுவதும் ஆங்கில மருத்துவத்திற்கு மாற்றான உலகளாவிய முறைகளாக ஹோமியோபதியும், இயற்கை மருத்துவமும் பரவின.

பத்தொன்பதாம் நூற்றாண்டின் நடுப்பகுதியில் வெளியிடப்பட்ட கிருமிக்கொள்கை ஆங்கில மருத்துவத்தின் போக்கை திசை மாற்றியது. ஹோமியோவையும், இயற்கை மருத்துவத்தையும் பின்னுக்குத்தள்ளி வெகு வேகமாக ஆங்கில மருத்துவம் புதிய கோட்பாடுகளால் தன்னைத் தகவமைத்துக் கொண்டது. பல்வேறு நாடுகளில் இருந்த தனித்தனி மரபுவழி மருத்துவமுறைகள் ஆங்கில மருத்துவத்தின் வருகையால் படிப்படியாக ஓரம் கட்டப்பட்டன.

இந்தியாவில் ஆயுர்வேதம், சித்த மருத்துவம், இயற்கை மருத்துவம் மற்றும் யோகா போன்ற மரபுவழி மருத்துவங்கள் ஆங்கில மருத்துவத்தின் வருகையாலும், தங்கள் ரகசியம்

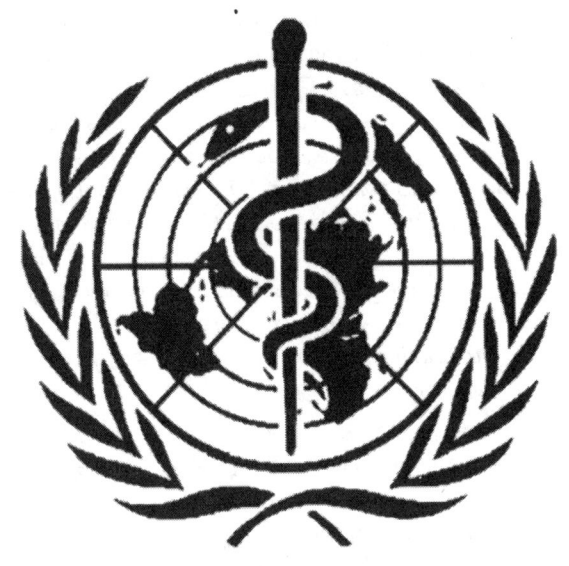

காக்கும் வர்ணாசிரமப் போக்குகளினாலும் மறையத்துவங்கின.

இருபதாம் நூற்றாண்டில் ஆங்கில மருத்துவத்திற்கு எதிரான கருத்தாக்கங்கள் மறுபடியும் வலுப்பெற்றன. நுண்ணுயிர்க் கொல்லி மருந்துகள், ரசாயன மருந்துகள் மற்றும் அதன் பக்க விளைவுகள் போன்றவற்றால் உலகம் முழுவதும் மரபுவழி மாற்று மருத்துவங்களின் தேவையும், இயற்கை சார்ந்த வாழ்வியல் முறைகளுக்கான மக்களின் தேடலும் அதிகரித்தன. உலகம் முழுவதும் உள்ள மரபு வழி, மாற்று மருத்துவங்களின் பட்டியலை உலக சுகாதார நிறுவனம் (World Health Organisation) தேடத்துவங்கியது. 1960 களில் நூறு விதமான மாற்று மருத்துவ முறைகள் உலகமெங்கும் பின்பற்றப்பட்டு வந்ததை W.H.O கண்டுகொண்டது.

1962ஆம் ஆண்டு செப்டம்பரில் உலக சுகாதார நிறுவனத்தின் உலக சுகாதாரத்திற்கான கருத்தரங்கம் சோவியத் ரஷ்யாவில் அல்மா அட்டாவில் கஜகஸ்தான் பல்கலைக்கழகத்தில் நடை பெற்றது. இதில் 104 மாற்று மருத்துவங்களின் பட்டியலை W.H.O வெளியிட்டது. மரபுவழி மருத்துவங்களுக்கான உலகத்தேவையை உணர்ந்த கருத்தரங்கமாக இது நடைபெற்றது. தொடர்ந்து இம்மருத்துவங்களை முழுவதுமாகப் புரிந்துகொள்வதும், பயிற்சியளிப்பதும் எதிர்கால வேலைத்திட்டங்களாக முடிவு செய்யப்பட்டன.

W.H.O வின் உலகளாவிய மரபுவழி மருத்துவ அறிமுகத்திற்குப் பிறகு அந்தந்த நாடுகளின் மரபுவழி மருத்துவங்கள் மறுபடியும் தூசு தட்டப்பட்டன. இதன் தொடர்ச்சியாகத்தான் சீனாவில் பிறந்த அக்குபங்சர் மருத்துவமும் உலக மக்களின் பொதுப் பயன்பாட்டிற்கு வந்தது. அக்குபங்சர் மருத்துவம் உலகம் முழுக்க பரப்பப்பட வேண்டியதன் பொருட்டு அதன் சீனக்குறியீடுகளை எண்களாக மாற்றும் முயற்சிகள் மேற்கொள்ளப்பட்டன. 1965 ஆம் ஆண்டில் ஜப்பானில் அக்குபங்சர் புள்ளிகளின் பெயர்களை சீரமைக்கும் பணியை 'ஜப்பான் மெரிடியன் அண்ட் பாய்ண்ட்ஸ் கமிட்டி' துவக்கியது. தொடர்ந்து சீனாவிலும் இம்முயற்சியை 'ஆல் சீனா அக்குபங்சர் மாக்ஸா சொசைட்டி' மேற்கொண்டது.

தெற்காசியாவில் இலங்கையில் இருந்து ஆங்கில மருத்துவர். ஆண்டன் ஜெயசூரியா அந்நாட்டு அரசின் நிதி உதவியுடன் 1974 இல் சீனாவிற்குச் சென்று அக்குபங்சர் மருத்துவம் பயின்றார். தொடர்ந்து 1975 ஆம் ஆண்டில் இலங்கை அரசு மருத்துவ மனையின் ஒரு பிரிவில் அக்குபங்சர் மருத்துவத்தையும் பயன் படுத்தி சிகிச்சையளித்து அதனை இலங்கைக்கு அறிமுகம் செய்தார். பிற நாடுகளில் இருந்து வரும் மருத்துவர்களுக்கு அரசு மருத்துவமனையில் அக்குபங்சர் சிறப்பு பயிற்சி வழங்க அவருக்கு இலங்கை அரசு அனுமதியளித்தது.

1977ஆம் ஆண்டில் உலக சுகாதார நிறுவனத்தின் பொதுக் குழுக் கூட்டத்தில் மரபுவழி மருத்துவம் குறித்த வரலாற்று முக்கியத்துவம் வாய்ந்த தீர்மானம் நிறைவேற்றப்பட்டது. "உலக சுகாதார நிறுவனத்தின் உறுப்பு நாடுகள் தங்கள் தேசிய மக்கள் நல்வாழ்விற்காக மரபு வழி மருத்துவங்களைப் பயன்படுத்திக் கொள்ள திட்டமிடவேண்டும்" என்று அத்தீர்மானம் கூறியது. 104 மரபுவழி மருத்துவங்களைப் பற்றிய குறிப்புகள் வெளியிடப் பட்டன.

தொடர்ந்து 1978ஆம் ஆண்டில் உலக சுகாதார நிறுவனம், யுனிசெஃப் மற்றும் தன்னார்வ தொண்டு நிறுவனங்களோடு இணைந்து 134 அரசுகளின் பிரதிநிதிகள், 67 உலக அமைப்புக்கள் என அனைவரும் கலந்துகொண்ட கருத்தரங்கை நடத்தியது. 'கி.பி. இரண்டாயிரத்திற்குள் அனைவருக்கும் ஆரோக்கியம்' என்ற இலக்கோடு 1962 இல் துவங்கிய மரபுவழி மருத்துவங்களுக்கான ஒப்பந்தம் செயலுக்கு வந்தது. 1978 செப்டம்பர் 12 ஆம் தேதியன்று இந்திய அரசு இத்திட்டத்தில் தன்னையும் இணைத்துக் கொண்டது.

## அக்குபங்சரும், உலக நிறுவனமும்

உலக சுகாதார நிறுவனம் 1982 ஆம் ஆண்டு டிசம்பரில் 'அக்குபங்சர் புள்ளிகளை பொதுமைப்படுத்துதல்' என்ற தலைப்பில் மணிலாவில் கூடியது. சீனா, ஜப்பான், கொரியா மற்றும் வியட்நாம் ஆகிய நாடுகளின் ஆலோசனைகளோடு அக்குபங்சரின் 361 புள்ளிகள் மற்றும் 14 சக்தி ஓட்டப் பாதைகள் வரையறுக்கப்பட்டன.

அக்குபங்சர் புள்ளிகளுக்கான எண்கள் மற்றும் சக்தி ஓட்டப்பாதைகளின் குறியீடுகள் ஆகியவற்றை விளக்கும் 'Standard Acupuncture Nomenclature' என்ற நூல் உலக சுகாதார நிறுவனத்தின் சார்பாக டாக்டர். வாங் தேஷன் அவர்களால் 1984 இல் வெளியிடப்பட்டது. பின்பு, 1984 மே மாதத்தில் டோக்கியோவிலும், 1985 ஜூலையில் ஹாங்காங்கிலும், 1987 ஜூனில் சியோலிலும் இதே தலைப்பில் ஆய்வுகள் செய்யப்பட்டன.

1989 ஆம் ஆண்டில் அக்டோபர், நவம்பரில் ஜெனீவாவில் அக்குபங்சர் சக்தி ஓட்டப்பாதைகளின் குறியீடுகள் மறுபடியும் திருத்தி அமைக்கப்பட்டன.

இவ்வாறு உலக மாற்று மருத்துவ அங்கீகாரங்களின் படி, பல மரபு வழி மருத்துவங்கள் புத்தெழுச்சி பெற்றன. 1970 களில் இந்தியாவில் சித்தா, ஆயுர்வேதம், யுனானி, ஹோமியோபதி முறைகள் அங்கீகரிக்கப்பட்டன.

அக்குபங்சர் மருத்துவத்தில் நாம் பயன்படுத்தும் குறியீடுகள் அனைத்தும் 1989 ஆம் ஆண்டு வெளியீட்டின் அடிப்படை யிலானவை. திருத்தப்பட்ட குறியீடுகள் இன்னும் நம் நாட்டில் முழுமையாக பயன்பாட்டில் இல்லை.

மரபுவழி மருத்துவங்கள் இந்தியாவில் எவ்வாறு அங்கீகரிக்கப்பட்டன என்பதைப் பார்ப்போம்.

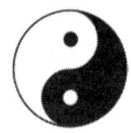

## அரசு மருத்துவ அமைப்புகள்

இந்தியாவின் பாரம்பரிய மருத்துவமுறைகளான சித்தா, ஆயுர்வேதம், யுனானி போன்ற மருத்துவங்களுக்கு முன்பாகவே ஆங்கிலேயர் காலத்தில் ஆங்கில மருத்துவம் முழுமையான மருத்துவமுறையாக நம் நாட்டில் அங்கீகரிக்கப்பட்டிருந்தது. ஆங்கில மருத்துவத்திற்கான சட்டங்களை Indian Medical Council Act 1956, ஆங்கில மருத்துவக் கல்வி முறையை வரையறுக்க Indian Medical Degrees Act 1916 மற்றும் 1940, 1948, 1959 சட்டங்களும் நடைமுறையில் உள்ளன.

நம் நாட்டின் மரபு வழி மருத்துவங்கள் சித்தா, ஆயுர்வேதம், யுனானி போன்றவைகளை முழுமையான மருத்துவ முறைகளாக அங்கீகரித்து, அவற்றை ஒழுங்குபடுத்த Indian Medicine Central Act 1970 இயற்றப்பட்டது.

1839 ஆம் ஆண்டில் லாகூர் மஹாராஜா ரஞ்சித் சிங்கின் சிகிச்சைக்காக ரோமானிய ஹோமியோபதி மருத்துவர் ஜான் மார்டின் இந்தியாவிற்கு அழைக்கப்பட்டார். மருத்துவ வரலாற்றின் படி இவர்தான் இந்தியாவிற்கு வந்த முதல் ஹோமியோ மருத்துவர். பின்பு ஹோமியோ குறித்த தேடல்கள் இந்தியாவில் துவங்கின. படிப்படியாக இந்திய ஹோமியோ மருத்துவர்கள் தங்கள் சுய தேடல்களால் தங்களை உருவாக்கிக் கொண்டார்கள்.

1960 களில் ஹோமியோபதி மருத்துவம் பல மருத்துவர்களால் பின்பற்றப்பட்டது. தொடர்ந்து தனி நபர்கள் ஹோமியோவைக் கற்றுத்தரவும் துவங்கினர். மரபு வழி மருத்துவங்களை

ஒழுங்குபடுத்தத் துவங்கியிருந்த அரசிற்கு இந்தப் புதிய மருத்துவ முறை பற்றிய தகவல்கள் தெரியவில்லை. ஒரு வழியாக ஹோமியோபதியைப் பற்றி அறிந்துகொண்ட அரசு நீண்ட கோரிக்கைகள், வலியுறுத்தல்களுக்குப் பிறகு அதனை முழுமையான மருத்துவமாக அங்கீகரித்தது. மாற்று மருத்துவங்களை அங்கீகரிக்கும் பணியில் முன்னோடி மாநில மாக மேற்கு வங்காளம் இன்று வரை திகழ்கிறது. ஹோமி யோபதியை இந்தியாவில் மத்திய அரசிற்கு முன்பாக 1970 களில் அங்கீகரித்ததும், 1990களில் முதன்முறையாக அக்குபங்சர் மருத்துவத்தை அங்கீகரித்ததும் மேற்கு வங்கம்தான்.

இந்தியாவில் ஹோமியோபதி அங்கீகரிக்கப்பட்டதற்குப் பின்னால் அதனை ஒழுங்குபடுத்த Homoeopathy Central council Act 1973 இயற்றப்பட்டது.

இந்தியாவில் சித்தா, ஆயுர்வேதம், யுனானி மற்றும் ஹோமி யோபதி போன்ற மருத்துவமுறைகளுக்கான கவுன்சில்கள் அமைக்கப்பட்டன. இயற்கை மருத்துவம் மற்றும் யோகா அரசால் அங்கீகரிக்கப்பட்ட பின்பும்கூட இன்று வரை அதற்கான தனி கவுன்சில் அமைக்கப்படவில்லை. தனித்தனியாக மாநிலங்களில் அமைத்துக் கொள்ளுமாறு மத்திய அரசு வழிகாட்டியுள்ளது.

இயற்கை மருத்துவமுறை நம்முடைய ஆயுர்வேத, சித்த மருத்துவங்களின் அடிப்படைகளோடு இணைந்த மருத்துவம் தான். ஆனால் மேலை நாடுகளில் இருந்து மறுபடியும் இந்தியாவிற்குள் வந்த பின்புதான் இம்முறையை தனி ஒரு மருத்துவமாக கருத முடிந்தது. 1894 ஆம் ஆண்டில் இயற்கை மருத்துவர் கூனேயின் ஆங்கில நூலான 'New Science of Healing' கட்டுரைகளை இந்திய மருத்துவர் ஒருவர் தெலுங்கு மொழியில் மொழிபெயர்த்தார். இதுதான் இந்தியாவின் முதல் இயற்கை மருத்துவ நூலாக அமைந்தது. பின்பு இதே நூல் இந்தியிலும் மொழிபெயர்க்கப்பட்டது. இவ்வாறு இயற்கை மருத்துவம் உத்திர பிரதேசம், மேற்கு வங்காளம், குஜராத், மஹராஷ்டிரா மாநிலங்களில் பரவியது.

இந்திய அரசு இயற்கை மருத்துவத்தை யோகாவோடு இணைத்து 1969 ஆம் ஆண்டில் அங்கீகரித்தது.

இதே போல, 1970 களில் கல்கத்தாவில் டாக்டர் பிஜோய் குமார் பாசு என்பவர் தான் இந்தியாவின் முதல் அக்குபங்சர் மருத்துவராக அறியப்படுகிறார். படிப்படியாக கல்கத்தா வழியாக வட இந்தியாவில் அக்குபங்சர் மருத்துவம் பரவத்

துவங்குகிறது. 1980களின் துவக்கத்தில் இலங்கையைச் சேர்ந்த டாக்டர் ஆண்டன் ஜெயசூரியாவின் இந்தியப் பயணத்தின் விளைவாக தென்னிந்தியாவில் அக்குபங்சர் அறிமுகமாகிறது. தொடர்ந்து தமிழகத்தில் டாக்டர் சித்திக் ஜமால், டாக்டர் பஸ்லுர் ரஹ்மான் ஆகிய ஆங்கில மருத்துவர்களின் வருகையும், அவர்களின் தனித்தன்மையான சிகிச்சை முறையும் தென்னிந்தியா முழுமைக்கும் அக்குபங்சர் மருத்துவத்தை பிரபலமாக்கியது.

சித்தா, ஹோமியோ, யுனானி, ஆயுர்வேதம், இயற்கை மருத்துவம் போன்ற மருத்துவங்கள் ஏற்கனவே முழுமையான மருத்துவங்களாக அங்கீகரிக்கப்பட்டு அவற்றிற்கான கவுன்சில்கள் ஏற்படுத்தப் பட்ட விஷயங்களைப் பார்த்தோம். ஆங்கில மருத்துவத்தோடு சேர்த்து ஆறு மருத்துவங்கள் மட்டுமே இந்தியாவில் முழுமையான மருத்துவங்களாக அங்கீகரிக்கப் பட்டுள்ளன.

அக்குபங்சர் மருத்துவம் எப்போது அங்கீகரிக்கப்பட்டது, எவ்வாறு அங்கீகரிக்கப்பட்டது என்பவற்றை அறிந்து கொள்வதற்கு முன்னால் நம் நாட்டின் அங்கீகார நடைமுறைகளை அறிந்துகொள்ளலாம்.

## அங்கீகார நடைமுறை

இந்தியாவில் ஒரு மருத்துவ முறை அங்கீகரிக்கப்பட்டால் மத்திய, மாநில அரசுகள் ஒரு சில நடைமுறைகளைப் பின்பற்றுகின்றன. இவைகள் அம்மருத்துவங்களை ஒழுங்குபடுத்துவதற்காக பயன்படுகின்றன.

ஒரு மருத்துவம் பின்பற்றப்படுவதை அரசு அறிந்த பிறகு அம்மருத்துவத்திற்கான ஆராய்ச்சி (Research Council) கவுன்சிலை நிறுவுகிறது. இந்த கவுன்சில் குறிப்பிட்ட மருத்துவத்தின் மீது தன் ஆய்வுகளையும், பயன்பாட்டு நிரூபணங்களையும் நோக்கி தன் பணிகளைத் துவக்குகிறது. இந்தியாவில் 1969 ஆம் ஆண்டில் ஆயுர்வேதம், சித்த மருத்துவம், யுனானி, ஹோமியோபதி, இயற்கை மருத்துவம், யோகா போன்ற மருத்துவங்களுக்கு ஒட்டுமொத்தமான ஆராய்ச்சி கவுன்சிலை மத்திய அரசு துவங்கியது. Central council for Research in Ayurvedha, Yoga & Naturopathy, Unani and Homoeopathy என்ற கவுன்சில் மேற்கண்ட மருத்துவங்கள் குறித்த ஆய்வுகளை மேற்கொண்டது. 1978 ஆம் ஆண்டில் தான் ஒவ்வொரு மருத்துவத்திற்கும் தனித்தனியான ஆராய்ச்சி கவுன்சில்கள் தோற்றுவிக்கப்பட்டன. ஆயுர்வேதம்,

சித்த மருத்துவங்களுக்கு ஒரு கவுன்சிலும், யுனானிக்கு ஒரு கவுன்சிலும், ஹோமியோபதிக்கு ஒரு கவுன்சிலும், இயற்கை மருத்துவம் மற்றும் யோகாவிற்கு ஒரு கவுன்சிலும் என நான்கு ஆராய்ச்சி கவுன்சில்கள் இப்போது இயங்கி வருகின்றன.

இவ்வாறான ஆராய்ச்சி கவுன்சில் ஏற்படுத்தப்பட்ட பின்பு குறிப்பிட்ட மருத்துவம் தொடர்பான அனைத்து விஷயங்களையும் இவ்வமைப்பே முடிவு செய்கிறது. பின்பு, மருத்துவக்கல்வியை முறைப்படுத்தும் கவுன்சிலும் (Council), தேசிய ஆராய்ச்சி நிறுவனமும் (National Research institute) துவங்கப்படுகின்றன.

ஒவ்வொரு ஆராய்ச்சி கவுன்சிலும் ஒரு தனி தேசிய மருத்துவ நிறுவனத்தை நடத்தி வருகிறது. சென்னையில் இயங்கும் தேசிய சித்த மருத்துவ நிறுவனம் (National Institute of Siddha) சித்த மருத்துவ ஆராய்ச்சி கவுன்சிலின் கீழ் இயங்கும். கல்கத்தாவில் உள்ள தேசிய ஹோமியோபதி நிறுவனம் (National Institute of Homoeopathy) ஹோமியோ ஆராய்ச்சி கவுன்சிலின் கீழ் இயங்கும். பூனாவில் உள்ள தேசிய இயற்கை மருத்துவ நிறுவனம் (National Institute of Naturopathy) இயற்கை மருத்துவ ஆராய்ச்சி கவுன்சிலின் கீழ் இயங்கும். இவ்வாறு ஆராய்ச்சி கவுன்சில் அமைக்கப்பட்ட பின்பு ஒரு தேசிய மருத்துவ நிறுவனம் துவங்கப்படுகிறது. அத்தோடு அந்த குறிப்பிட்ட மருத்துவக் கல்வியை முறைப்படுத்த அரசால் மருத்துவக் கவுன்சில் துவக்கப்படுகிறது.

இந்த கவுன்சில்தான் குறிப்பிட்ட மருத்துவத்திற்கான அதிகாரப்பூர்வமான ஒரே அமைப்பு. உதாரணமாக, இந்திய ஹோமியோபதி மத்திய கவுன்சில் என்ற அமைப்பு ஹோமி யோபதி மருத்துவத்திற்கான அதிகாரப்பூர்வ அமைப்பாகும். ஹோமியோ தொடர்பான எந்த விதமான பயிற்சிகளையும் இந்த கவுன்சிலின் அனுமதியோடு தான் நடத்த முடியும். அதே போல, ஹோமியோபதியில் பயிற்சி பெற்ற மருத்துவர்களை பதிவு செய்யும் மருத்துவர் பதிவேட்டை இந்த கவுன்சில்தான் பராமரிக்கிறது. இப்பதிவேட்டில் பதிவு செய்துகொண்ட நபரைத்தான் 'அரசு பதிவு பெற்ற மருத்துவர்' (Registered Medical Practitioner) என்று அழைக்கிறோம். இக்கவுன்சிலின் அங்கீகாரம் பெறாத மருத்துவப் பயிற்சி நிறுவனம் அல்லது கல்லூரி போலி கல்வி நிறுவனமாகவும், இக்கவுன்சிலின் பதிவு பெறாத நபரை போலி மருத்துவர் எனவும் அழைக்கிறார்கள்.

சித்தா, ஆயுர்வேதம், யுனானி, ஹோமியோபதி, ஆங்கில

மருத்துவம் போன்ற மருத்துவங்களுக்கு கல்வி அங்கீகாரம் வழங்கி, பயிற்சி பெற்றவர்களைப் பதிவு செய்யும் அமைப்புக்கள் தனித்தனியாக தேசிய அளவிலும், மாநில அளவிலும் அமைக்கப் பட்டுள்ளன. இதில் ஆங்கில மருத்துவத்தை முறைப்படுத்தும் அமைப்புத்தான் இந்திய மருத்துவ கவுன்சில் (Medical Council of India) என்னும் தேசிய அமைப்பு. இந்த அமைப்பு ஆங்கில மருத்துவக் கல்லூரிகளுக்கு அங்கீகாரம் வழங்குவதும், அதில் பயிற்சி பெற்றவர்களை பதிவு செய்வதும் ஆகிய பணிகளை மேற்கொள்கிறது.

இந்தியாவில் அதிக அளவில் பயன்படுத்தப்படும் பெயராக 'இந்திய மருத்துவக் கவுன்சில்' இருப்பதால் இது அனைத்து மருத்துவங்களையும் கட்டுப்படுத்தும் அமைப்பு போன்ற தோற்றம் ஏற்பட்டுள்ளது. ஆனால் இவ்வமைப்பு ஆங்கில மருத்துவத்திற்கு மட்டுமேயான தனி அமைப்பாகும். பிற மருத்துவங்களான சித்தா, ஆயுர்வேதம், யுனானி ஹோமியோ ஆகிய மருத்துவங்களுக்கு தனித்தனியான மருத்துவக் கவுன்சில்கள் இயங்குகின்றன. இயற்கை மருத்துவம் மற்றும் யோகாவிற்கு மட்டும் இன்னும் தனியான கவுன்சில் அமைக்கப்படவில்லை. கல்வி தொடர்பான அங்கீகாரத்தை தற்காலிகமாக 'இயற்கை மருத்துவ ஆராய்ச்சி கவுன்சில்' (Central Council for Research in Yoga and Naturopathy) செய்துவருகிறது. இயற்கை மருத்துவர்களுக்கான மருத்துவர் பதிவை தனிக் கவுன்சில் அமைக்கப்படும் வரை இந்திய தேசிய மருத்துவ கவுன்சில் சித்த, ஆயுர்வேத மருத்துவர்கள் பதிவேட்டிலேயே வழங்கி வருகிறது.

ஆங்கில மருத்துவம், சித்தா, ஹோமியோபதி, ஆயுர்வேதம், யுனானி, இயற்கை மருத்துவம் மற்றும் யோகா போன்ற மருத்துவ முறைகளில் அந்தந்த கவுன்சில்களின் அங்கீகாரம் இன்றி நடத்தப்படும் பயிற்சிகளுக்கு அரசு பொறுப்பேற்காது. அங்கீகாரம் பெறாத நிறுவனங்களில் பயிற்சி பெற்ற நபருக்கு குறிப்பிட்ட மருத்துவப் பதிவேட்டில் பதியப்படும் வாய்ப்பும், மருத்துவராக மருத்துவப் பணியாற்றும் வாய்ப்பும் இல்லை என்பது தான் நம் நாட்டின் அடிப்படைச் சட்டமாகும்.

அரசே உருவாக்கிய பல்கலைக்கழகங்களாக இருந்தாலும் கூட, ஒரு மருத்துவ முறையைக் கற்பிக்க வேண்டுமானால் குறுப்பிட்ட மருத்துவத்திற்கான கவுன்சிலிடம் அங்கீகாரம் பெற வேண்டும். அப்படி அங்கீகாரம் இல்லாமல் நட்த்தப்படும் பயிற்சிகள் சட்டப் படி அதற்கான உரிமைகளைப்பெற முடியாது.

உதாரணமாக, நம் நாட்டில் வழக்கறிஞராகப் பணியாற்ற வேண்டுமானால், என்ன செய்ய வேண்டும்?

சட்டத்தில் பட்டப்படிப்பு படிக்க வேண்டும். இப்படிப்பை எங்கு படிக்க வேண்டும்? பல்கலைக்கழகம் அங்கீகரித்த கல்லூரிகளிலோ, பல்கலைக்கழகத்திலோ படிக்கலாம். இந்த விஷயங்கள் வரை நமக்கு ஏற்கனவே தெரியும். இதற்கும் மேலே ஒன்று உண்டு. சட்டப் படிப்பிற்கு பட்டங்களை வழங்கும் பல்கலைக்கழகம் பார் கவுன்சில் என்ற மத்திய அரசு அமைப்பில் அங்கீகாரம் பெற்றிருக்க வேண்டும். அப்படி அங்கீகாரம் பெற்ற பல்கலைக்கழகத்தில் படித்தவர்கள் தான், பார் கவுன்சிலில் பதிவு பெற்று வழக்கறிஞராகப் பணியாற்ற முடியும். ஒருவேளை சட்டப் படிப்பை நடத்தும் பல்கலைக் கழகம் பார் கவுன்சிலில் அங்கீகாரம் பெறவில்லை என்றால், அங்கு பயின்ற மாணவர் வழக்கறிஞராகப் பதிவுசெய்து, பணியாற்ற முடியாது. பல்கலைக்கழகம் வழங்கிய பட்டத்தை தன் பெயருக்குப் பின்னால் (கலை, அறிவியல் பிரிவு பட்டங்களைப் போன்று) பயன்படுத்திக் கொள்ளலாம். ஆனால், வழக்கறிஞராக நீதிமன்றத்திற்குச் செல்ல முடியாது.

இதே போன்றது தான் — இஞ்சினியரிங் படிப்பும். ஒரு பல்கலைக்கழகம் பொறியியல் படிப்பை நடத்துவதற்கு அகில இந்திய தொழில்நுட்ப கவுன்சிலின் (AICTE) அங்கீகாரம் பெற்றிருக்க வேண்டும். AICTE அங்கீகாரம் பெறாத பொறியியல் படிப்புகளில் பயின்ற மாணவர்கள் பட்டாதாரியாக வேண்டு மானால் கருதப்படலாம். ஆனால், அரசு அங்கீகரித்த பொறியாளராகப் பணியாற்ற முடியாது.

இதே போன்ற நடைமுறைதான் — மருத்துவத்திற்கும். ஒரு குறிப்பிட்ட மருத்துவத்தில் ஒரு பல்கலைக்கழகம் படிப்பைத் துவங்க வேண்டுமானால் — குறிப்பிட்ட மருத்துவத்தின் கவுன்சிலிடம் அங்கீகாரம் பெற வேண்டும். அப்படி அங்கீகாரம் பெற்ற பயிற்சியின் பயின்ற மாணவர்தான், பட்டம் பெற்ற பிறகு கவுன்சிலில் பதிவு பெற்று மருத்துவராகப் பணியாற்ற முடியும்.

ஆங்கில மருத்துவம், சித்தா, ஹோமியோபதி, ஆயுர்வேதம், யுனானி, இயற்கை மருத்துவமும் யோகாவும்... இந்த ஆறு மருத்துவங்கள் தான் இந்தியாவில் அங்கீகரிக்கப்பட்ட, கவுன்சில் அமைக்கப்பட்டு முறைப்படுத்தப் பட்ட மருத்துவங்கள் ஆகும். இந்த மருத்துவக் கவுன்சில்களில் பதிவு பெற்ற நபர்கள் தான்

சட்டப்படி தங்களை டாக்டர் என்ற சொல்லால் அழைத்துக் கொள்ள முடியும்.

இந்த ஆறு மருத்துவங்கள் தவிர, பிற மருத்துவங்களைப் பயின்றவர்கள் தங்களை டாக்டர்கள் என்று அழைத்துக் கொள்வது சட்ட ரீதியாக சிக்கலானது. இங்கு தான் சட்ட ரீதியான பல பிரச்சினைகள் துவங்குகிறது.

சரி, இதெல்லாம் ஒருபுறம் இருக்கட்டும். இந்தப் பட்டியலில் அக்குபங்சர் வரவில்லையே... அக்குபங்சர் பயின்றவர்கள் தங்களை எப்படி அழைத்துக் கொள்வது? அக்குபங்சரை முறைப்படுத்தும் அரசு கவுன்சில், ஆராய்ச்சி அமைப்பு இருக்கிறதா? இவற்றை அறிந்துகொள்ள — இந்தியாவில் அக்குபங்சர் எப்படி நடைமுறைக்கு வந்தது என்பது பற்றி தெரிந்துகொள்ளலாம்.

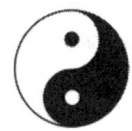

# நீதிமன்றங்களில் மாற்று மருத்துவம்

இந்தியாவில் 'மாற்று மருத்துவங்கள்' என்ற வார்த்தை ஆங்கில மருத்துவம் தவிர பிற மருத்துவங்களைக் குறிப்பதற்காகப் பயன்படுத்தப்படுகிறது. இது நடைமுறைச் சொல்லாகும். அரசுகளின் பார்வையில் மாற்று மருத்துவம் என்ற சொல் இரண்டு பிரிவுகளாக புரிந்துகொள்ளப்படுகிறது. ஒன்று — அங்கீகரிக்கப்பட்ட இந்திய மருத்துவங்கள். அதாவது கவுன்சில்கள் அமைக்கப்பட்ட — மத்திய அரசால் அங்கீகரிக்கப்பட்ட சித்தா, ஆயுர்வேதம், யுனானி, ஹோமியோபதி, இயற்கை மருத்துவம் மற்றும் யோகா போன்ற மருத்துவ முறைகள். இரண்டு — அங்கீகரிக்கப்படாத வெவ்வேறு பெயர்களில் பின்பற்றப்படும் மருத்துவ முறைகள்.

பொதுவாக அங்கீகரிக்கப்பட்ட முறைகளை இந்திய மருத்துவங்கள் என்றும், அங்கீகரிக்கப்படாத முறைகளை மாற்று மருத்துவம் என்றும் மத்திய அரசு அழைக்கிறது.

அங்கீகரிக்கப்பட்ட இந்திய மருத்துவங்கள் தவிர பிற பெயர்களில் வழங்கப்படும் இதர சிகிச்சை முறைகளை மத்திய அரசு ஒழுங்குபடுத்த வேண்டிய கட்டாயம் 1980 களில் ஏற்பட்டது அதுவும் நீதிமன்றங்கள் வாயிலாக.

இந்திய அரசியல் சாசனச் சட்டம் வழங்கும் அடிப்படை உரிமைகளில் ஒன்று ஒரு குடிமகன் தனக்குத் தெரிந்த விஷயத்தை தொழிலாகப் பின்பற்றுவதும், அதை கற்றுத்தரவுமான உரிமை. இதனை அரசியல் சாசனச் சட்டம் 19 (1) G வழங்குகிறது. எந்த ஒரு விஷயத்தின்மீது அரசின் கட்டுப்பாடுகள் இல்லையோ அதற்கு இச்சட்டம் பொருந்தும்.

மாற்று மருத்துவங்கள் என அழைக்கப்படும் அரசால் அங்கீகரிக்கப்படாத மருத்துவ முறைகள் குறித்து அரசிற்கு எவ்வித கட்டுப்பாடுகளும், அனுமதியும் இல்லாத 1980 களில் மேற்கு வங்காளத்தில் துவங்கியது பிரச்சினை. 'இந்தியன் கவுன்சில் ஆஃப் ஆல்டர்நேடிவ் மெடிசின்' என்னும் ஒரு தனியார் அமைப்பு மாற்று மருத்துவ முறைகளை பயிற்சி அளிக்கத்துவங்கியது. அக்குபங்சர், மூலிகை மருத்துவம், ரெய்கி, பிராணிக் ஹீலிங், காந்த சிகிச்சை, அக்குபிரஷர், எலக்ட்ரோ ஹோமியோபதி, மலர் மருத்துவம், ஜோதிட மருத்துவம் என வெவ்வேறு பெயர்களில் சான்றிதழ் பயிற்சிகள் (Certificate courses), பட்டயப் பயிற்சிகள் (Diploma courses), பட்டப் படிப்புகள் (Degree courses), பட்ட மேற்படிப்புகள் (Post graduate courses), ஆய்வுப் படிப்புக்கள் (Research studies) போன்ற அனைத்துவகை கல்வியையும் அஞ்சல் வழியில் துவங்கியது அந்நிறுவனம்.

இந்நிலையில் 1987ஆம் ஆண்டு டிசம்பர் 12ஆம் தேதியன்று மேற்கு வங்காள அரசின் காவல்துறை உயர் அதிகாரி ஒருவர் மருத்துவக் கல்வியை முறைகேடாக அளிப்பதாகக் கூறி புகார் ஒன்றை அந்நிறுவனத்தின்மீது அளித்தார். இதன் அடிப்படை யில் அந்நிறுவனத்தின் தலைவர் டாக்டர். பிரதிப் குமார் பிஸ்வாஸ் மீது நடவடிக்கை எடுக்கப்பட்டது. இந்த நடவடிக்கை Indian Medical Council Act 1956 இன் படியும், மருத்துவக் கல்விச் சட்டத்தின் படியும், போலியான நிறுவனம் நடத்துதல் மற்றும் ஏமாற்றுதல் போன்ற சட்டங்களின் அடிப்படையிலும் எடுக்கப்பட்டது.

டாக்டர்.பிஸ்வாஸ், அரசின் மீது உயர் நீதி மன்றத்தில் ஒரு வழக்கைத் தொடுத்தார். அதில் அரசால் தடைசெய்யப்படாத அதே சமயம் அங்கீகாரமும் அளிக்கப்படாத மருத்துவ முறைகளை தன் நிறுவனம் பயிற்சியளிக்க அரசியல் சாசனச்சட்டத்தின் படி தனக்கு உரிமை இருப்பதாக கூறியிருந்தார். இந்த மனுவை விசாரணைக்கு ஏற்ற உயர் நீதிமன்ற நீதிபதி பகவதி பிரசாத் பானர்ஜி நீண்ட விசாரனைக்குப் பிறகு மே 7, 1990 அன்று தீர்ப்பளித்தார். இத்தீர்ப்பு மாற்று மருத்துவ வரலாற்றில் இன்றளவும் வழிகாட்டக்கூடிய தீர்ப்பாகக் கருதப்படுகிறது. (Matter No: 546 of 1988)

**தீர்ப்பின் முக்கிய விபரங்கள்:**

1. மாற்று மருத்துவங்கள் என்பவை தத்துவ ரீதியாகவும், நடை முறை அடிப்படையிலும் ஆங்கில மருத்துவத்திலிருந்து முற்றிலும் மாறுபட்டவை.

E TICK (✓) **DIRECT / POSTAL** Language : Hindi

**a Courses :-**

uropathy **(ND)**
l Healing **(DRH)**
tro Homoeopathy **(DEHM)**
lical Astrology **(DMAS)**
neto Therapy **(DMT)**
upressure Therapy **(DAT)**
tal Science **(DDAS)**
na Therapy **(DATS)**
a & Massage Therapy **(DYMT)**
Allopathy **(DIAMS)**
& Nutrition Therapy **(DDNT)**
rnative Medicines **(DAMS)**
ers..........

**Bachelor Certification Courses :-**

☐ Alternative Medicines-**MBBS (AM)**
☐ Biochemic Medicines-**MBBS(Bio)**
☐ Naturopathy-**BAMS (Naturopathy)**
☐ Electro Homoeopathy-**BEHM**
☐ Dental Science-**BDAS**
☐ Naturopathy & Yoga Therapy-**BNYT**
☐ Accupressure & Magneto Therapy-**BAMT**
☐ Acupuncture-**BAMS (Acupuncture)**
☐ Alternative Medicines- **BAMS**
☐ Indo-Allopathy-**BIAMS**
☐ Others ................

**Special Course**

☐ **Basic Assistance in Medical System (BAMS)**

**Post Graduation Certification Co**

☐ **MD (AM)** ☐ **MD (EH)**
**(i) History, Philosophy, Principles and of Alternative Medicines**
**(ii) Any four of the following :**
☐ **Naturopathy**
☐ **Biochemic Medicines**
☐ **Aroma Therapy**
☐ **Electro Homoeopathy**
☐ **Accupressure**
☐ **Gem Therapy**
☐ **Acupuncture**
☐ **Magneto Therapy**
☐ **Yoga**
☐ **Medical Astrology**
☐ **Hypno Therapy**
☐ **Others** ..............

**uation Diploma Courses**

**oma in Child Health-DCH (AM)**
**oma in Gynaecology & Obstetrics-DGO (AM)**
**oma in Dermatology Medicines-D.Derm (AM)**
**oma in Family Planning & Sex Education-DFPSE (AM)**
**oma in Neurology Medicines - DNM(AM)**
**oma in ENT - DENT(AM)**
**oma in Cardiology Heart Disease - DHD(AM)**
**oma in Respiratory Medicines - DRM(AM)**
**oma in Oncology & Haematology - DOHM(AM)**
**ers** ..........

**Registration for Practice**

**RMP**
**System in which Registration Required :-**
☐ **Alternative Medicines**
☐ **Biochemic Medicines**
☐ **Electro Homoeopathy**
☐ **Naturopathy & Yoga**
☐ **Accupressure & Megnet Therapy**
☐ **Acupuncture**
☐ **Indo Allopathy**
☐ **others** ....................

சான்றிதழ்களின் பட்டியல்

2. ஆங்கில மருத்துவத்தைக் ஒழுங்குபடுத்த அமைக்கப்பட்ட அமைப்பான Medical Council of India மற்றும் அதனுடைய சட்டங்கள் மாற்று மருத்துவங்களைக் கட்டுப்படுத்த எந்த ஒரு முகாந்திரமும் இல்லை.

3. அரசால் தடை செய்யப்படாத விஷயம், அரசால் மேற்கொள்ளப் பாடாததாய் இருந்தால் அதனை எந்த ஒரு குடிமகனும் மேற்கொள்ளலாம்.

4. அரசு பதிவு பெற்ற ஏதாவதொரு அமைப்பு மேற்கண்ட விஷயத்தைக் கற்றுத்தரவும் சட்ட ரீதியான தகுதி உண்டு.

கல்கத்தா உயர்நீதிமன்றத் தீர்ப்புக்குப் பிறகு மேற்கு வங்காளம் மட்டுமல்லாமல் இந்தியா முழுவதும் இதே மாதிரியான மாற்று மருத்துவக்கல்வியளிக்கும் நிறுவனங்கள் புற்றீசல்கள் போல் படையெடுக்கத் துவங்கின.

இந்த நிறுவனங்கள் வழங்கும் கல்வியில் வேடிக்கை என்னவென்றால் எந்த வகையான கல்வியாக இருந்தாலும் நம் நாட்டில் பொதுக் கல்விச் சட்டங்கள் இருக்கின்றன.

அதாவது முதலில் பள்ளிக்கல்வி, தொடர்ந்து பட்டப்படிப்பு, பட்ட மேற்படிப்பு, இறுதியில் ஆய்வுப் படிப்பு. அதே போல சான்றிதழ் பயிற்சி முடிக்க ஒரு குறைந்த பட்சக் கல்வித்தகுதி, பட்டயப்படிப்பிற்கு ஒரு குறைந்த பட்ச கல்வித்தகுதி. இப்படி ஒரு நடைமுறை உலகம் எங்கும் பின்பற்றப்படுகிறது. உதாரணமாக ஒருவர் பட்ட மேற்படிப்பான எம்.ஏ அல்லது எம்.எஸ்.ஸி படிக்க வேண்டுமானால் அவர் முதலில் பள்ளிக்கல்வியையும், பின்பு பல்கலைக்கழகத்தில் இளநிலைப் பட்டப் படிப்பையும் முடித்திருந்தால் மட்டுமே பட்ட மேற்படிப்பு படிக்க முடியும் இல்லையா? இப்படி எந்த ஒரு நடைமுறையும், விதிமுறையும் இல்லாமல் யாருக்கு எது வேண்டுமோ அவருக்கு ஏதாவது ஒரு பயிற்சியை (சான்றிதழை) வழங்குவது என்று இந்நிறுவனங்களின் போக்கு முறைகேடாக இருந்தது. பள்ளிக்கல்வியே தாண்டாத நபர்கள் கூட M.D சான்றிதழும், Ph.D சான்றிதழும் பெற முடியும் என்ற அளவிற்கு இந்நிறுவனங்கள் கல்வியை கேலிக்கூத்தாக்கின.

1996 ஆம் ஆண்டு காவல் துறை துணைக்கண்காணிப்பாளரால் கல்கத்தாவில் இயங்கும் மற்றொரு நிறுவனமான Indian Board of Alternative Medicines நிறுவனத்தின் மீது புகார் அளிக்கப்பட்டு நடவடிக்கை எடுக்கப்பட்டது. இது தொடர்பான வழக்கும் கல்கத்தா உயர் நீதிமன்றத்தில் விசாரணைக்கு வந்தது. ஏற்கனவே அளிக்கப்பட்ட உயர்நீதிமன்றத் தீர்ப்பின் படி இந்த வழக்கிலும் இந்நிறுவனத்திற்கு சாதகமான தீர்ப்பே வெளியானது. தீர்ப்பில் இந்த நிறுவனத்தின் செயல்பாட்டில் அரசுத் துறைகளோ, காவல்துறையோ தலையிடக்கூடாது என்ற உத்தரவும், பயிற்சி வழங்குவதற்கு குறைந்த பட்ச கல்வித் தகுதிகளை நிறுவனமே வைத்துக்கொள்ள வேண்டும் என்ற கட்டுப்பாடும் இடம்பெற்றிருந்தன. (C.O No: 13597 (W) 97)

முறையான பயிற்சி வழங்கும் நிறுவனங்கள் குறைந்த எண்ணிக்கையில் இருந்து வந்தாலும், பல மாற்று மருத்துவக் கல்வி நிறுவனங்கள் வழக்கம்போல் தங்கள் முறைகேட்டை போலியான வரைமுறைகளை வகுத்துக்கொண்டு தொடர்ந்தனர். வியாபார நிறுவனங்களில் சான்றிதழ்களை விலைக்கு வாங்கிய நபர்கள் தங்களை மருத்துவர்களாகக் காட்டிக்கொண்டு ஆங்கில மருத்துவத்தைப் பின்பற்றத் துவங்கினார்கள். இக்காலத்தில் தான் போலி மருத்துவர்கள் பிரச்சினை பெரிய அளவில் தலைதூக்கியது.

இந்நிலையில் டெல்லியைச் சேர்ந்த சேத்தி என்பவர் டெல்லி உயர்நீதிமன்றத்தில் ஒரு பொது நல வழக்கைத்

தொடர்ந்தார். மாற்று மருத்துவ நிறுவனங்கள் செய்யும் மோசடிகளை வழக்கிற்கான மனுவில் முறையிட்டிருந்தார். இதனை விசாரணைக்கு ஏற்ற நீதிமன்றம் மத்திய, மாநில அரசுகள் உட்பட 46 எதிர்மனுதாரர்களையும் சேர்த்து இவ் வழக்கை விசாரித்தது. இதன் தீர்ப்பு 18.11.1998 அன்று வெளியானது. இத்தீர்ப்பு மாற்று மருத்துவப் பயிற்சிகளை வழங்க மேற்கண்ட நிறுவனங்களுக்கு உரிமை உண்டு என்றும், அதே நேரத்தில் பட்டங்கள், பட்ட மேற்படிப்புக்களுக்கான சான்றிதழ்களை வழங்கக்கூடாது என்றும் உத்தரவிட்டது. மேலும் பயிற்சி மையங்கள் படிப்புகளுக்கான கல்வித்தகுதியைக் கடைபிடிக்க வேண்டுமெனவும், மருத்துவக் கவுன்சிலின் பெயரை பயன்படுத்தக் கூடாது எனவும் கூறியது. மாற்று மருத்துவங்களுக்கு சட்ட ரீதியான அங்கீகாரம் வழங்குவது தொடர்பாக அரசுகள் ஆவண செய்யவும் டெல்லி உயர் நீதிமன்றம் பரிந்துரைத்தது. (CWP. 4015 of 1996, 8468 of 1997).

மாற்று மருத்துவங்கள் தொடர்பான பல்வேறு வழக்குகளில் மேற்கு வங்காளம், கேரளா, கர்நாடகம், மத்திய பிரதேசம், ஆந்திரா, மஹராஷ்டிரா, பஞ்சாப் மற்றும் ஹரியானா, அலஹாபாத், டெல்லி, தமிழ்நாடு போன்ற மாநிலங்களின் உயர்நீதி மன்றங்கள் இதே மாதிரியான தீர்ப்புகளை வழங்கின.

முறைகேடாக பட்டங்கள் வழங்கி பழக்கப்பட்ட பல நிறுவனங்கள் டெல்லி உயர்நீதிமன்றத் தீர்ப்பை எதிர்த்து, மாற்று மருத்துவர்களைக் காக்கக்கோரி உச்ச நீதி மன்றத்தில் மேல்முறையீடு செய்தன. மத்திய அரசின் பிரதிநிதிகள் யாரும் மாற்று மருத்துவக் கல்வி நிறுவனங்களுக்கு எதிராக ஆஜராகவில்லை. உச்ச நீதிமன்றம் 24.11.2000 அன்று "அரசும், காவல்துறையும் மாற்று மருத்துவர்களைத் துன்புறுத்தக் கூடாது அவர்களின் அடிப்படை உரிமையில் தலையிடக்கூடாது" என்ற அடிப்படையில் தன்னுடைய தீர்ப்பை வழங்கியது. (FAQ: 205 /92 ).

இவ்வாறான நீதிமன்றத் தீர்ப்புகளின் வழியாகத்தான் நம் நாட்டில் மரபுவழி மருத்துவங்கள் பாராளுமன்றத்திலும், அரசுகளின் பார்வையிலும் நுழைய முடிந்தது.

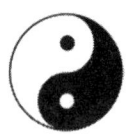

# அக்குபங்சர் அரசு ஆணை

மாற்று மருத்துவங்கள் பற்றிய அறிவு ஒரு வழியாக இந்திய பாராளுமன்றத்திற்கு 1999 ஆம் ஆண்டில் துவங்கியது. மாற்று மருத்துவங்கள் குறித்த நீதிமன்றங்களின் பல்வேறு கேள்விகளுக்கு சரிவர பதிலளிக்க முடியாத மத்திய அரசு அவை குறித்து ஆய்வு செய்ய முடிவு செய்தது. பதினேழு பேர் கொண்ட நிபுணர் குழுவை 1999 ஆகஸ்ட் மாதத்தில் ஏற்படுத்தியது. இக்குழுவின் உறுப்பினர்கள் யார் யார் என்ற விபரங்களையும் மத்திய அரசு வெளியிட்டது.

1. டாக்டர். என்.கே.கங்குலி - Director General, ICMR
2. டாக்டர்.வசந்தா முத்துச்சாமி - Dy, Director General, ICMR
3. டாக்டர்.எஸ்.பி.அகர்வால் - DGHS or Nominee
4. DG, CSIR or Nominee
5. DCG (I) or Nominee
6. பேரா. ரஞ்சித் ராய் சௌத்ரி - Emeritus Scientist, National Institute of Immunology
7. பேரா.தவான் - Former Director, CDRI
8. பேரா.ஹண்டா - Director, Regional Research Laboratory
9. டாக்டர்.பண்டே - Former Director, CCRAS

| | | |
|---|---|---|
| 10. | டாக்டர்.சிங் | - Head faculty, Ayurvedha University |
| 11. | ஹகீம் கலீஃபத்துல்லா | - Unani |
| 12. | Head of The Dept., Unani Medicine, Jamia Hamdard | |
| 13. | டாக்டர்.கண்ணன் | - Chairman, Siddha Pharmacopeal commitee |
| 14. | டாக்டர். லீனா மெஹண்டல் | - National Institute of Naturopathy |
| 15. | டாக்டர்.ப்ரமிளா சாரி | - Prof. of Anesthesiology, PGIMER |
| 16. | டாக்டர்.ஜெ.என்.பண்டே | - HOD Medicine, AIIMS |
| 17. | டாக்டர்.ஷர்மா | - Director, PGIMER |

மேற்கண்ட உறுப்பினர்களைக் கொண்ட நிபுணர்கள் ஆய்வுக்குழு 1999 ஆம் ஆண்டு முதல் 2001 ஆம் ஆண்டு வரை இந்தியாவில் பின்பற்றப்படும் மாற்று மருத்துவங்கள் குறித்த ஆய்வுகளை மேற்கொண்டனர். நடைமுறையில் உள்ள மாற்று மருத்துவ முறைகள் வெறுமனே பெயரளவில் மட்டும் உள்ளனவா அல்லது பின்பற்றப்படுகிறதா என்ற அடிப்படை உண்மைகளைக் கண்டறியும் விதத்தில் இக்குழுவின் பணி இருந்தது.

29.02.2000 அன்று பாராளுமன்றத்தில் (கேள்வி எண்: 752) சு.திருநாவுக்கரசர் ஒரு கேள்வியை முன் வைத்தார். "அக்குபங்சர், தொடு சிகிச்சை மற்றும் ரெய்கி போன்ற மாற்று மருத்துவங்களை வலுப்படுத்த மத்திய அரசிடம் ஏதாவது பரிந்துரைகள் உள்ளனவா? அப்படி இருந்தால் அதற்காக என்னென்ன நடவடிக்கைகள் எடுக்கப்பட்டிருக்கின்றன?" இக்கேள்விக்கு அமைச்சர். சண்முகம் "மாற்று மருத்துவங்களின் பல சிகிச்சைமுறைகளை ஆய்வு செய்து அறிக்கை அளிக்க 'நிபுணர்கள் ஆய்வுக்குழு' (Research committee of Experts) அரசின் சார்பில் அமைக்கப்பட்டுள்ளது." என்று பதிலளித்தார்.

இக்குழு அமைக்கப்பட்ட பின்பும் நம் பாராளுமன்றத்தில் இது குறித்த கேள்வி எழுப்பப்பட்டது. 29.08.2001 அன்று (கேள்வி எண்: 5600) திரு. அமர் ராய் பிரதான் மாற்று மருத்துவத்தின் அங்கீகாரம் குறித்த கேள்விகளை எழுப்பினார்.

**கேள்வி : "அக்குபங்சர் மருத்துவ முறையை அங்கீகரிக்கும் பரிந்துரைகள் எதுவும் அரசிற்கு வந்துள்ளனவா? அரசு அமைத்த ஆய்வுக்குழுவின் அறிக்கை என்ன கூறுகிறது?"**

மக்கள் நல்வாழ்வுத்துறையின் சார்பாக அமைச்சர் திரு.ராஜா பதிலளித்தார்.

"இந்திய மருத்துவ ஆராய்ச்சி அமைப்பின் இயக்குநரைத் தலைவராகக் கொண்ட நிபுணர்கள் ஆய்வுக்குழு அமைக்கப் பட்டுள்ளது. அக்குழு பல வகையான மாற்று மருத்துவ முறைகளை ஆய்வு செய்து வருகிறது. அக்குபங்சர் உள்ளிட்ட பலவகை மாற்று மருத்துவங்கள் குறித்த தங்கள் அறிக்கையை இக்குழு சமர்ப்பித்திருக்கிறது. அரசு அது குறித்த பரிந்துரையை விரைவில் அளிக்கும்"

இவ்வாறு பாராளுமன்றத்தில் பல முறைகள் அக்குபங்சர் மற்றும் மாற்று மருத்துவங்கள் குறித்த கலந்துரையாடல்கள் நடைபெற்றிருக்கின்றன. அரசால் அமைக்கப்பட்ட நிபுணர்கள் ஆய்வுக்குழு தங்கள் பரிந்துரைகளை அளித்த பின்னால் மத்திய அரசு 2003 நவம்பர் 25 ஆம் தேதியன்று மாற்று மருத்துவம் சார்ந்த ஒரு ஆணையைப் பிறப்பித்தது. (No. R.14015/25/96 - U&H (R) (Pt.).

இவ்வாணையை அக்குபங்சர் அங்கீகார ஆணை என்றும், மாற்று மருத்துவங்களை கட்டுப்படுத்தும் ஆணை என்றும் இருவேறுவிதமாக அழைக்கலாம். மத்திய அரசின் மக்கள் நல்வாழ்வுத்துறை (ஆய்வுக்குழு) அளித்த இந்த ஆணைதான் மாற்று மருத்துவங்கள் குறித்த முதல் ஆணையாகும்.

அரசு ஆணையில் இடம்பெற்றுள்ள முக்கியப் பகுதிகளைப் பார்க்கலாம்.

1. அங்கீகரிக்கப்பட்ட மருத்துவமுறைகளாக ஏற்கனவே உள்ள சித்தா, ஆயுர்வேதம், யுனானி, ஹோமியோபதி, இயற்கை மருத்துவம் மற்றும் யோகா தவிர இக்குழு புதிதாக எந்த ஒரு மருத்துவத்தையும் "முழுமையான மருத்துவமுறை" (Medical System) என்று பரிந்துரைக்கவில்லை.

2. அதே நேரம் மாற்று மருத்துவ முறைகளில் அக்குபங்சர் மற்றும் ஹிப்னாட்டிசம் ஆகிய இரண்டு முறைகளை சிகிச்சை முறைகளாக (Therapy) அங்கீகரிக்கிறது.

3. அக்குபங்சர் மற்றும் ஹிப்னாட்டிச முறைகளை ஏற்கனவே அரசு பதிவு பெற்ற மருத்துவரோ அல்லது முறையாகப்

பயிற்சிபெற்ற நபரோ (Registered Medical Practitioner or Appropriately trained personnel) சிகிச்சைமுறைகளாகப் பின்பற்றலாம்.

4. இந்த சிகிச்சை முறைகளைப் பின்பற்றும் நபர்கள் டாக்டர் என்ற சொல்லைப் பயன்படுத்தக் கூடாது.

இவ்வாறான பரிந்துரைகளுடன் மத்திய அரசின் ஆணை அமைந்திருந்தது. நம் நாட்டில் அமைந்துள்ள பல்வேறு மாற்று மருத்துவக் கல்வி நிறுவனங்கள் இந்த ஆணையின் படிதான் இயங்குகின்றன.

இதில் நாம் தெளிவடைய வேண்டியது இரண்டு விதமான வார்த்தைகளில் தான்.

'முழுமையான மருத்துவ முறை' (Medical System) என்பது நோயறிதல் மற்றும் சிகிச்சை முறைகளைக்கொண்ட அங்கீக ரிக்கப்பட்ட மருத்துவ முறையாகும். 'சிகிச்சை முறை' (Therapy) என்பது நோயறிதலைக் கருத்தில் கொள்ளாமல் சிகிச்சைக்கு மட்டும் பயன்படும் முறையாகும். அப்படியானால் அக்குபங்சரில் நோயறிதல் முறை இருக்கும் போது அதை ஏன் முழுமையான மருத்துவ முறையாக அங்கீகரிக்கவில்லை என்ற கேள்வி நமக்கு எழலாம். ஒரு மருத்துவ முறை நோயறிதல் முறைகளோடு உள்ளதா என்பது அதன் நடைமுறைப் பயன்பாட்டில்தான் நிரூபணமாகும். முழுமையாக அங்கீகரிக் கப்பட்ட மருத்துவமுறைகள் அனைத்தும் நம் நாட்டில் நீண்ட காலப் பயன்பாட்டில் இருந்தவை. அவற்றின் முழுமைத் தன்மைப் பற்றி அறிய அவை பின்பற்றப்பட்ட காலமும், அதற்காக அமைக்கப்பட்ட ஆராய்ச்சி அமைப்பும் முக்கிய மானவைகளாகும். அக்குபங்சரைப் பொறுத்த வரை இருபதாம் நூற்றாண்டின் இறுதிப்பகுதியில் தான் நம் நாட்டில் ஓரளவாவது புழக்கத்திற்கு வந்தது. மத்திய அரசோ அல்லது மாநில அரசோ அக்குபங்சருக்கான ஆராய்ச்சி அமைப்பை இன்னும் ஏற்படுத்தவில்லை. எனவே அக்குபங்சர் தற்காலிகமாக சிகிச்சை முறையாக அங்கீகரிக்கப்பட்டிருப்பது நல்ல விஷயம்தான்.

மரபு வழி நோயறிதல் முறைகளை குழிதோண்டிப் புதைத்து விட்டு, ஆங்கில மருத்துவத்தின் பரிசோதனை முறைகளைக் கலந்து 'முழுமையான மருத்துவமுறை' என்று அங்கீகரிப்பதைக் காட்டிலும், இப்போதைக்கு சிகிச்சை முறையாக இருந்து — அக்குபங்சரின் மரபு வழி நோயறிதல் முறைகள் பயன்பாட்டு நிரூபணம் செய்யப்பட்ட பின்னால் கிடைக்கும் அங்கீகாரம் என்பது தான் சக்திவாய்ந்தது.

The G.O.Says about Acupuncture :

No.R.14015/25/96 - U & H (R) (Pt.)
GOVERNMENT OF INDIA
MINISTRY OF HEALTH AND FAMILY WELFARE
(Research Desk)

Nirman Bhavan, New Delhi
Dated the 25th November, 2003

ORDER

The matter regarding grant of recognition to the various streams of alternative medicine including electropathy/electro homeopathy, has been under consideration of the Govt. In this process Govt. has considered the orders dated 18.11.98 of Hon'ble High of Delhinin CWP No.4015/96 & OM No.8468/97 which has inter-alia directed the central / State Govts. to conider making legislation to grant of licenses to theexisting and new institutes etc. to control & regulate the various 'unrecognised' streams of alternative medicines and also to give adequate publicity through media informing public about the 'Respondents' and similar other institutes not being recognised by the Govt.& affiliated with any of the councils.

The Committee developed essential & desirable criteria for grant of recognition to a new stream of medicine and analysed the different streams of 'Alternative medicine viz. Ayurveda, .Siddha Unani, Homoeopathy,. Yoga & Naturopathy,Electropathy/Electrohomoeopathy,.Acupuncture, magnetotherapy, Reiki,.Reflexology, .Urine Therapy/Autourine Therapy, - Hypnotherapy, Aromotherapy Colour Therapy, Pranic Healing, Gems & Stone Therapy and Music Therapy.

The Committee has, however, recommended that certain practices as **Acupuncture and Hypnotherapy which qualified as modes of therapy, could be allowed to be practised by registered practitioners or appropriately trained personnel.** The Committee further suggested that all those Systems of Medicine not recognized as separate Systems should not be allowed to continue full time Bachelor and Master's degree courses and the term "Doctor" should be used only by practitioners of Systems of Medicine recognized by me Government of India.

This issues with the approval of Secretary (Health), Ministry of Health & FW..

-SD-
(Bhavani Thyagarajan)
Joint Secretary

No.V.25011/276/2009 - HR
GOVERNMENT OF INDIA
MINISTRY OF HEALTH AND FAMILY WELFARE
Department of Health Research

Nirman Bhavan, New Delhi
Dated the 5th May, 2010

ORDER

The Government of India issued an order No.R.14015/25/96 - U&H(R))Pt.) Dated 25 th November 2003, based on the recommendations of a "Standing Committee of Experts" under the chairmanship of Director General ICMR, set up by the Goverment of India Based on the recommendations of the committee, the Government of India has given the following orders.

The Committee has, however, recommended that certain practices as **Acupuncture and Hypnotherapy which qualified as modes of therapy, could be allowed to be practised by registered practitioners or appropriately trained personnel.**

The Committee further suggested that all those Systems of Medicine not recognized as separate Systems should not be allowed to continue full time Bachelor and Master's degree courses and the term "Doctor" should be used only by practitioners of Systems of Medicine recognized by me Government of India.

This issue with the approval of secretary, Department of Health Research in this Ministry.

-SD-
(MOHD.SALEEM)
Under Secreatry to the Government of India

---

அரசாணைகள்

மத்திய அரசின் தெளிவான ஆணைக்குப் பின்பும் மாற்று மருத்துவக் கல்வியை வியாபரமாக்கும் நிறுவனங்கள் வார்த்தைகளை மாற்றி தங்கள் வாணிபத்தை வளர்க்கின்றனர். அக்குபங்சர் மற்றும் ஹிப்னாடிசப் பயிற்சிகளை வழங்கும் சில நிறுவனங்கள் இவற்றைப் பின்பற்றும் நபர்கள் தங்களை டாக்டர் என அழைத்துக் கொள்ளலாம் என்று சட்டத்திற்குப்

புறம்பாக விளம்பரம் செய்து, ஆயிரக்கணக்கான மாணவர்களை ஏமாற்றி வருவது இன்றும் தொடர்கிறது.

இதில் நாம் புரிந்துகொள்ள வேண்டிய விஷயங்கள் இரண்டு.

ஒன்று — முழுமையான மருத்துவங்களாக நம் நாட்டில் அங்கீகரிக்கப்பட்டவை ஆறு. ஆங்கில மருத்துவம், சித்தா, ஆயுர்வேதம், யுனானி, ஹோமியோபதி, இயற்கை மருத்துவம் மற்றும் யோகா. இவற்றை கவுன்சில் அங்கீகாரத்தோடு பயின்று, கவுன்சிலில் பதிவு செய்த நபர்கள் தான் டாக்டர்கள்.

இரண்டு — பிசியோதெரபி, அக்குபங்சர், ஹிப்னாடிசம் ஆகியவை சிகிச்சை முறைகளாக அங்கீகரிக்கப்பட்டிருக்கின்றன. பல்கலைக்கழகங்களோ, முறையான கல்வி நிறுவனங்களோ மேற்கண்ட முறைகளில் பயிற்சி அளிக்கலாம். பயிற்சி பெற்றவர்கள் சிகிச்சையாளர்களாக (தெரபிஸ்ட்) பணியாற்றலாம். ஆனால், தங்களை டாக்டர்கள் என்று அழைத்துக் கொள்ளக்கூடாது. இதில் பிசியோதெரபிஸ்டுகளுக்கும், ஆங்கில மருத்துவ அமைப்புகளுக்குமான சர்ச்சை இன்னும் தீரவில்லை. பிசியோதெரபிஸ்டுகள் டாக்டர் என்ற சொல்லைப் பயன்படுத்தும் உரிமை கோரி, நீதிமன்றத்தை நாடியுள்ளனர். இன்னும் இறுதி முடிவு எட்டப்படவில்லை. ஆனால், சட்ட அடிப்படையில் பிசியோதெரபி சிகிச்சை முறைதான். முழுமையான மருத்துவ முறை அல்ல.

2003 ஆம் ஆண்டு அரசு ஆணைக்குப் பிறகு 2010 ஆம் ஆண்டிலும் ஒரு அரசாணை வெளியிடப்பட்டது. எண்: V 25011 / 276 / 2009 HR (Dt. 5th May 2010). அதிலும் மேற்சொன்ன விஷயங்கள் மறுபடியும் உறுதி செய்யப்பட்டுள்ளன.

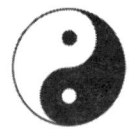

## அக்குபங்சர் சிகிச்சையாளர் யார்?

'அரசு பதிவுபெற்ற மருத்துவர்' என்ற பதிவை அரசின் சார்பில் அந்தந்த மருத்துவங்களுக்கான கவுன்சில்கள் வழங்கும் என்பதை முன்பே பார்த்தோம். இத்தகைய பதிவை தனியார் அமைப்புகள் வழங்க எவ்விதமான சட்டப்பூர்வமான வழிமுறைகள் இல்லை. ஆனால் இந்தியாவில், தமிழகத்தில் பல தனியார் அமைப்புக்கள் கவுன்சில் என்ற பெயரைப் பயன்படுத்திக் கொண்டு பதிவுச் சான்றிதழ்களை (R.M.P- Registered Medical Practitioner) வழங்கி வருகின்றன. இந்த பதிவுச் சான்றிதழ்களைக் கொண்டு எந்த ஒரு மருத்துவத்தையும் பின்பற்றி சிகிச்சையளிக்க முடியாது.

அதே போல அரசால் கவுசில்கள் அமைக்கப்பட்டுள்ள சித்தா, ஆயுர்வேதம், யுனானி, ஹோமியோபதி, இயற்கை மருத்துவம் மற்றும் யோகா போன்ற முறைகளில் அந்தந்த கவுன்சில்களின் அனுமதியின்றி நடத்தப்படும் பயிற்சிகள் அங்கீகாரமற்றவை. இவ்வகையான அங்கீகாரமற்ற தனியார் நிறுவனங்களில் பயிற்சி முடித்த நபர்கள் எந்த ஒரு மருத்துவ ராகவும் பணியாற்ற முடியாது. சான்றிதழ் விற்கும் வேலையில் ஈடுபட்டுள்ள பல நிறுவனங்கள் மேற்கண்ட மருத்துவ முறைகளில் சான்றிதழ், பட்டயப் பயிற்சிகளை (Certificate, Diploma) நடத்தி வருகின்றன. இவ்வகைப் பயிற்சிகளும் தனித்தனியான மருத்துவக் கவுன்சில்களின் அனுமதி பெறாதவைதான்.

உதாரணமாக தமிழ்நாட்டில் ஒரு பல்கலைக்கழகம் சித்த மருத்துவத்தில் பட்டயப் பயிற்சியைத் துவங்கியது. சித்த மருத்துவத்திற்கான கவுன்சிலின் அனுமதி பெறாமல் துவங்கப்பட்ட இப்பயிற்சியை நிறுத்துமாறு சம்பந்தப்பட்ட

கவுன்சில் நீதிமன்றத்தை நாடியது. இப்போது அந்தப் பயிற்சி நிறுத்தப்பட்டுள்ளது. அதே போல ஹோமியோபதியில் அரசு உதவி பெறும் நிறுவனம் ஒன்று ஹோமியோ மருந்தாளுனர் என்ற புதிய பயிற்சியை ஹோமியோ கவுன்சிலின் அனுமதியின்றி துவங்கியது. சில மாதங்களில் அப்பயிற்சி கவுன்சிலின் தலையீட்டால் நிறுத்தப்பட்டது.

இயற்கை மருத்துவம் மற்றும் யோகா முறைக்காக ஆராய்ச்சி அமைப்பு (CCRYN) மத்திய அரசால் அமைக்கப்பட்டுள்ளதை நாம் ஏற்கனவே பார்த்தோம். தமிழகத்தில் செயல்படும் பல்கலைக் கழகங்கள் சிலவும், சில தனியார் அமைப்புக்களும் இயற்கை மருத்துவம் மற்றும் யோகாவில் கவுன்சில் அனுமதியின்றி பட்டயம் மற்றும் பட்டப்படிப்புக்களை துவங்கின. தமிழகத்தில் 80,000 மாணவர்கள் இப்பயிற்சியை முடித்தனர். பயிற்சி முடித்தவர்களின் சங்கம் சார்பாக சென்னை உயர்நீதிமன்றத்தில் ஒரு வழக்கு தொடரப்பட்டது. தங்களுக்கு இயற்கை மருத்துவம் மற்றும் யோகா கவுன்சிலில் பதிவு வழங்க வேண்டுமென அவர்கள் கோரினர். இதன் அடிப்படையில் இவ்வழக்கு விசாரிக்கப்பட்டு தீர்ப்பு வழங்கப்பட்டது. பயிற்சியை நிறைவுசெய்த மாணவர்களை யோகா பயிற்சியாளர்களாக, சிகிச்சையாளர்களாக (Yoga Therapist) ஏற்றுக்கொள்ளலாமென்றும், இயற்கை மருத்துவக் கவுன்சிலில் மருத்துவர் பதிவு தர இயலாது என்றும் கூறப்பட்டது.

கவுன்சில் அமைக்கப்பட்ட மருத்துவ முறைகளில் எந்த விதமான பயிற்சியையும் தனியாரோ அல்லது அரசாங்கமோ துவங்க விரும்பினால் சம்பந்தப்பட்ட கவுன்சிலின் அனுமதி பெற வேண்டும். அவ்வாறு அனுமதி பெறப்படவில்லையானால் அது அரசு நிறுவனமே நடத்தும் பயிற்சியானாலும் செல்லாது என்பது தான் சட்ட ரீதியான நடைமுறை.

சரி, நாம் மத்திய அரசு வழங்கிய ஆணையின் அடிப்படை யில் அக்குபங்சர் மற்றும் ஹிப்னாட்டிசத்தை யார் யார் சிகிச்சை முறையாகப் பயன்படுத்தலாம் என்பதை அறியலாம். நாம் ஏற்கனவே பார்த்த அந்த ஆணையின்படி அரசு பதிவு பெற்ற மருத்துவரோ அல்லது முறையாகப் பயிற்சி பெற்ற நபரோ சிகிச்சை முறைகளாகப் பின்பற்றலாம் என்று குறிப்பிடப் பட்டுள்ளது. (Could be allowed to practice by Registered Practitioners or Appropriately trained personnel).

இதில் குறிப்பிடப்பட்டுள்ள வார்த்தைகளில் சிறு மாற்றம் செய்து சில நிறுவனங்கள் தங்கள் சான்றிதழ் வியாபாரத்தை

நடத்தி வருகின்றன. Registered Practitioners or appropriately trained personnel என்ற வரியில் or என்ற வார்த்தை 'அல்லது' என்ற பொருளில் பயன்படுத்தப்பட்டுள்ளது. இதை நீக்கிவிட்டு with என்ற வார்த்தையை சில நிறுவனங்கள் பயன்படுத்துகின்றன. அதாவது அக்குபங்சர் மருத்துவத்தை ஒரு பதிவுபெற்ற நபர் முறையாகப் பயிற்சி பெற்று பின்பற்றலாம் என்று இந்த மாற்றத்தால் அர்த்தம் மாறுகிறது. அப்படி அரசு ஆணை குறிப்பிடுவது with என்ற வார்த்தையாக இருந்தால், டாக்டர் என்ற சொல்லைப் பற்றிய பேச்சே இருந்திருக்காது. ஏனென்றால் பதிவு பெற்ற மருத்துவர் ஏற்கனவே டாக்டர் என்ற சொல்லை பயன்படுத்துபவர் தானே?

சரி, இவ்வாறு வார்த்தை மாற்றம் செய்வதால் இந் நிறுவனங்களுக்கு என்ன லாபம்? "பதிவு பெற்ற மருத்துவர்தான் அக்குபங்சரைப் பின்பற்ற வேண்டும். அதனால் எங்கள் நிறுவனத்திடம் இந்தப் பதிவுச் சான்றிதழைப் பெறலாம்" என்று இந்நிறுவனங்கள் போலி பதிவுச்சான்றிதழ்களின் விற்பனையை பெருக்குகின்றன. ஆனால் அரசு ஆணை மிகத்தெளிவாக "முறையாகப் பயிற்சி பெற்ற நபரோ அல்லது பதிவு பெற்ற நபரோ அக்குபங்சரில் சிகிச்சையளிக்கலாம்" என்று கூறுகிறது. இந்த ஆணை பற்றிய பாராளுமன்ற விவாதத்திலும் இவ்விஷயம் உறுதிப்படுத்தப்பட்டுள்ளது. (23.07.2004 கேள்வி எண்: 1098).

முறையாகப் பயிற்சி பெற்ற நபர் (appropriately trained personnel) என்ற விஷயத்தை நம் நாட்டு சட்ட நடைமுறைகளின் படி மூன்று படிநிலைகளில் புரிந்துகொள்ளலாம்.

1. முறையாகப் பயிற்சியளிக்க அரசால் கவுன்சிலோ அல்லது ஆராய்ச்சி அமைப்போ ஏற்படுத்தப்படாத நிலையில் எந்த ஒரு அமைப்பும் இப்பயிற்சியை வழங்கலாம். ஒரு தனியார் அமைப்பு முறையான விதிமுறைகளை ஏற்படுத்தி, மாநில அல்லது மத்திய அரசில் தன்னை பதிவுசெய்து கொண்டு அரசால் முறைப்படுத்தப்படாத பயிற்சிகளை வழங்கலாம். இதற்கு ஒரு எல்லை உண்டு. இப்பயிற்சிகளை அரசு முறைப்படுத்தும் வரைதான் இதைத்தொடர முடியும். இது தனியார் கல்வி நிறுவனம் ஆகும். மருத்துவத்தில் தனியார் கல்வி நிறுவனங்கள் நேரடியாக சான்றிதழ் வழங்குவது குறித்த கட்டுப்பாடுகள் உருவாக்கப்பட்டாலும் இந்நிறுவனங்கள் சான்றிதழ்களை வழங்க இயலாது.

2. மத்திய, மாநில அரசுகளின் நிதி உதவிபெறும் சுயாட்சி அமைப்புகளின் பயிற்சிகள் இரண்டாம் வகையாகும்.

இவ்வகைப் பயிற்சிகளுக்கு உதாரணம் ஜெ.எஸ்.எஸ் (மக்கள் கல்வி நிறுவனம்), மற்றும் என்.எஸ்.டி.சி (தேசிய தொழில்திறன் மேம்பாட்டு நிறுவனம்) போன்றவற்றின் பயிற்சிகளாகும். ஜெ.எஸ்.எஸ். என்பது மத்திய அரசோடு இணைந்து ஒரு தனியார் நிறுவனம் அரசின் நோக்கங்களுக்காக உதவி பெற்றுக்கொண்டு பயிற்சியளிக்கும் அமைப்பாகும். என்.எஸ்.டி.சி என்பது மத்திய அரசால் துவங்கப்பட்ட தொழில்திறன் பயிற்சிகளை வழங்கும் நிறுவனமாகும். இந்த இரண்டு அமைப்புகளும் நேரடி அரசு அமைப்புகள் அல்ல; ஆனால் அரசு சார்புபெற்ற சுயாட்சி நிறுவனங்கள். இவ்வகை அமைப்புக்களின் பயிற்சிகள் முழுமையான தனியார் அமைப்புகளின் பயிற்சிகளைவிட மதிப்பு வாய்ந்தது.

3. பல்கலைக்கழகங்கள் நடத்தும் பயிற்சிகள் மேற்கண்ட இரண்டு விதமான அமைப்புக்களின் பயிற்சிகளைவிட மேம்பட்டது. ஏனெனில் ஒரு பல்கலைக்கழகம் ஏற்படுத்துவது என்பது அந்தந்த அரசுகளின் அங்கீகாரத்தோடும், தொலை நிலைக் கல்வி கவுன்சிலின் அனுமதியோடும், பல்கலைக்கழக மானியக்குழுவின் அங்கீகாரத்தோடும் நடக்கிறது. ஒரு அரசு பதிவுபெற்ற தனியார் அமைப்பைவிட, அரசு சார்பு பெற்ற நிறுவனத்தைவிட பல்கலைக்கழகங்கள் முதன்மையானவைகளாகும்.

மேற்கண்ட முறைகளில் பயிற்சிகளை நடத்தும்போது ஏற்கனவே நடைமுறையில் உள்ள அங்கீகாரம் பெற்ற மருத்துவங்களின் பயிற்சி போன்றே தோற்றமளிக்கும் பெயர்களை பயன் படுத்தக் கூடாது. உதாரணத்திற்கு M.D (Doctor of Medicine) என்பது பிற மருத்துவ முறைகளின் பட்ட மேற்படிப்பாகும். இதனைப் போன்றே அக்குபங்சரில் M.D (Acu) - Master Designation என்றோ Master Diploma என்றோ பயிற்சியின் பெயரை அமைத்துக் கொள்வது கல்விச் சட்டங்களின் அடிப்படையில் குற்றமாகும். தவிர, ஆங்கில மருத்துவர்கள் போலவும், பிற மருத்துவ முறைகளைப் பயின்றவர்கள் போலவும் போலியாக இப்பெயரை பயன்படுத்த வாய்ப்புகளும் இருப்பதால் இது கல்வி மோசடியாகக் கருதப்படவும் வாய்ப்பு உண்டு.

முன்பு 1990களில் M.D (USA) என்று ஒரு சான்றிதழ் தமிழகத்தில் புழக்கத்தில் இருந்தது. நாம் நினைப்பதுபோல USA என்பது அமெரிக்காவின் பெயர் அல்ல. மாறாக U என்பது யுனானியையும், S என்பது சித்தாவையும், A என்பது

ஆயுர்வேதத்தையும் குறிக்குமாம். எப்படிப்பட்ட ஏமாற்று வேலை இது. இன்றும் இதுபோன்ற பிற மருத்துவங்களின் பெயர்களைப் போல தோற்றமளிக்கும் பெயர்கள் புழக்கத்தில் உள்ளன. இதுபோன்ற பயிற்சிகள் அரசு கவுன்சில் ஏற்படும் போது மிகப்பெரிய பின்னடைவை ஏற்படுத்துவதோடு, பிற மருத்துவங்களின் கவுன்சில்களின் ஆட்சேபனைக்கும் ஆளாக நேரிடும்.

அக்குபங்சருக்கான தனி கவுன்சிலை அரசு ஏற்படுத்துகிற வரைக்கும் அல்லது அக்குபங்சர் பயிற்சி நடத்துவதற்கான வழிகாட்டும் நெறிமுறைகளை அரசு ஏற்படுத்துகிற வரைக்கும் மேற்கண்ட மூன்று விதங்களில் பயிற்சி முறைகளைத் தொடரலாம். இவ்வகையில் சான்றிதழ் பெற்ற அனைவருமே மத்திய அரசு ஆணையின் படி அக்குபங்சர் சிகிச்சையளிக்கத் தகுதி பெற்றவர்கள் ஆவர்.

இது மத்திய அரசு அக்குபங்சர் மற்றும் ஹிப்னோதெரபியை அங்கீகரித்த அரசு ஆணைகளின் சாரம் ஆகும்.

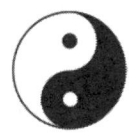

# அக்குபங்சரும், தமிழ்நாடு அரசும்

**அ**க்குபங்சர் மருத்துவத்தைப் பற்றிய தமிழக அரசின் நிலை என்ன?

அக்குபங்சர் சிகிச்சை முறை மாநில அளவில் அங்கீகரிப்பதற்கான வழிகாட்டு நெறிமுறைகள் மத்திய அரசால் வழங்கப்படாததாலும், தமிழ் நாடு அரசின் மருத்துவத் துறைக்கு அப்படியான தேவை ஏற்படாததாலும் தனியான அரசு ஆணைகள், சட்டங்கள் எதுவும் இல்லை. எனவே, மத்திய அரசின் மேற்கண்ட ஆணையின் அடிப்படையிலேயே தமிழக அரசின் நடைமுறைகளும் அமைகின்றன.

இந்த அரசு ஆணைக்கு முன்பே, தமிழகத்தில் அக்குபங்சர் குறித்த அறிவிப்பு தமிழக சட்ட மன்றத்தில் வெளியிடப்பட்டிருக்கிறது. இந்தியாவில் மேற்குவங்க மாநிலத்திற்கு அடுத்த படியாக, தமிழகம் தான் அக்குபங்சர் பற்றிப் பேசிய சட்டசபை ஆகும்.

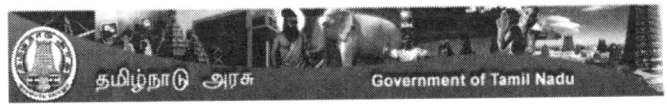

**Governor's Address in the Legislative Assembly on 9th March 2002**

24. The Government will encourage private sector participation in the development of alternative systems of medicine like Ayurveda, Siddha, Unani, Acupuncture therapy etc. Existing infrastructure for alternative systems of medicine will be strengthened in the districts and new infrastructure will be created wherever they do not exist.

---

ஆளுநர் உரையில் அக்குபங்சர்

2002 மார்ச் ஒன்பதாம் தேதி சட்டமன்றத்தின் கவர்னர் உரையில் அக்குபங்சர் மருத்துவத்தை தனியார் பங்களிப்பு மூலம் ஊக்குவித்தல் என்ற அறிவிப்பு இடம்பெற்றிருந்தது குறிப்பிடத்தக்கது. (அறிவிப்பு எண்: 24 / 2009)

2010 ஆண்டு தமிழக முதல்வர் 110 விதியின் கீழ் அறிவித்த திட்டங்களில் அக்குபங்சர் அறிவிப்பு இணைக்கப்பட்டிருந்தது. 2013 மே எட்டாம் தேதி வெளியான அரசு அறிவிப்பில் அக்குபங்சர் உள்ளிட்ட இயற்கை மருத்துவங்களில் சிகிச்சை வழங்குவதற்காக அரசு மருத்துவமனைகளிலும், நவீன மருத்துவக் கல்லூரிகளிலும் வாழ்வியல் மருத்துவமனைகள் 9 கோடியே 60 லட்சம் ரூபாய் செலவில் துவங்கப்படும் என்று குறிப்பிடப்பட்டிருந்தது. இந்த திட்டத்திற்கான ஆரம்பக் கட்ட வேலைகள் துவங்கப்பட்டிருகின்றன.

அக்குபங்சரின் பெயரால் உலக அளவிலும், இந்திய அளவிலும் விதம் விதமான போலி சான்றிதழ்கள் நடப்பில் உள்ளன. அவற்றை ஆராய்வோம்.

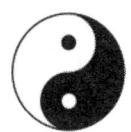

# இலங்கைப் பல்கலைக்கழகத்தின்
## உலகத்திருவிளையாடல்

அக்குபங்சர் என்றவுடன் உடனே நினைவுக்கு வருவது M.D(Acu)என்ற பட்டத்தின் பெயர்தான். ஏனெனில் அக்குபங்சரை இந்தியாவிற்கும், தெற்கு ஆசியா முழுவதும் கொண்டு சேர்த்த டாக்டர். ஆண்டன் ஜெயசூர்யா அவர்களால் அறிமுகம் செய்யப்பட்டதுதான் இந்த பட்டம். The Open International University for Complementary Medicines (OIUCM) என்ற ஒரு நிறுவனத்தின் மூலம் இந்த பட்டம் உலகம் முழுவதும் வழங்கப்பட்டது. M.D (Acu) என்ற பட்டத்தை வழங்கியதில் முதல் நிறுவனம் இது தான். பின்பு இந்நிறுவனத்தைப் பின்பற்றி பல நிறுவனங்கள் இந்தியாவிலும், உலகெங்கிலும் இதே மாதிரியான பட்டங்களை வழங்கத்துவங்கின. நாம் முதலில் OIUCM குறித்தும், தொடர்ந்து பிற நிறுவனங்கள் குறித்தும் பார்ப்போம்.

OIUCM என்ற இந்த அமைப்பு இலங்கையில் 1962 முதல் செயல்படு வதாகக் கூறப்படுகிறது. ஆனால் அக்காலத்தில் இதன் பெயர் கூட்டு மருத்துவ நிறுவனம் (Institute of Complementary medicines) என்பதாக இருந்தது. மரபு வழி மருத்துவங்களோடு ஆங்கில மருத்துவத்தை எவ்வகையில் இணைத்துச் செய்யலாம் என்ற நோக்கோடு டாக்டர். ஆண்டன் சில மருத்துவ முறைகளை தான் பணியாற்றிய இலங்கை அரசு மருத்துவமனையில் பரீட்சார்த்த ரீதியில் செய்து பார்த்தார். டாக்டர். ஆண்டன் ஜெயசூர்யா ஆங்கில மருத்துவம் பயின்றாலும், ஹோமியோபதி மற்றும் பிற மாற்று மருத்துவங்களின் மேல் தீராத ஆர்வமுள்ளவராக இருந்தார். 1974 ஆம் ஆண்டில் சீனா சென்று இலங்கை அரசின் நிதி உதவியுடன் அக்குபங்சர் பயின்று வந்தார். பின்பு 1975 ஆம்

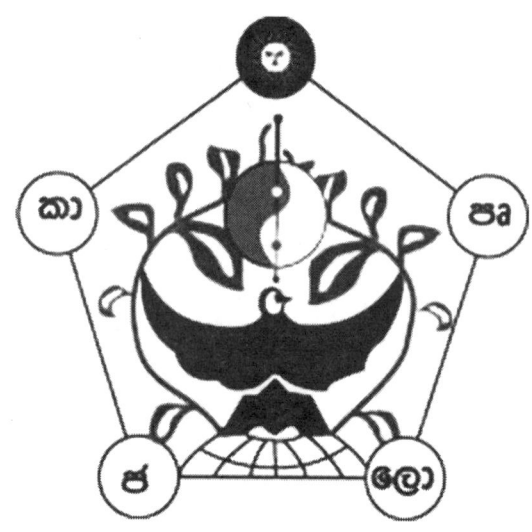

ஆண்டில் இருந்து இலங்கை அரசு மருத்துவமனையின் ஒரு பிரிவில் ஆங்கில மருத்துவத்தோடு அக்குபங்சரையும் சிகிச்சைக்காக பயன்படுத்தி வந்தார். பிற மருத்துவமுறைகளின் மருத்துவர்களுக்கு இலங்கை அரசு அனுமதியோடு அக்குபங்சர் பயிற்சியளித்தார். இப்படி ஆரம்பித்த அக்குபங்சர் பயிற்சி மேலும் சில நபர்களை இணைத்துக்கொண்டு ஒரு தனியார் நிறுவனமாக உருவாக்கப்பட்டது. இந்த நிறுவனம்தான் OIUCM. இது அக்குபங்சர் மட்டுமல்லாது பல மருத்துவமுறைகளிலும் பட்டச் சான்றிதழ்களை வழங்கத் துவங்கியது.

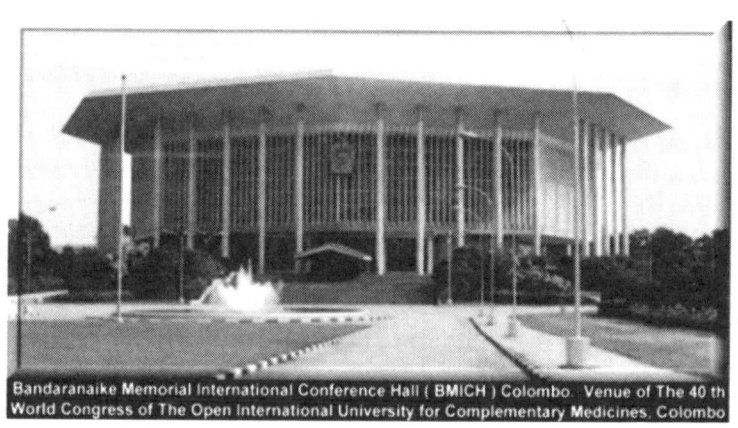

Bandaranaike Memorial International Conference Hall ( BMICH ) Colombo. Venue of The 40 th World Congress of The Open International University for Complementary Medicines, Colombo

रजिस्ट्री सं० डी० एल०-33004/99 REGD. NO. D. L.-33004/99

# भारत का राजपत्र
# The Gazette of India

असाधारण
EXTRAORDINARY

भाग II—खण्ड 3—उप-खण्ड (ii)
PART II—Section 3—Sub-section (ii)

प्राधिकार से प्रकाशित
PUBLISHED BY AUTHORITY

सं. 309] नई दिल्ली, सोमवार, मार्च 10, 2008/फाल्गुन 20, 1929
No. 309] NEW DELHI, MONDAY, MARCH 10, 2008/PHALGUNA 20, 1929

स्वास्थ्य और परिवार कल्याण मंत्रालय

(स्वास्थ्य और परिवार कल्याण विभाग)

अधिसूचना

नई दिल्ली, 7 मार्च, 2008

का.आ. 459(अ).—केन्द्र सरकार ने भारतीय आयुर्विज्ञान परिषद् अधिनियम, 1956 (1956 का 102) की धारा 13 की उप-धारा (4) द्वारा प्रदत्त शक्तियों का प्रयोग करते हुए भारतीय आयुर्विज्ञान परिषद् से परामर्श करने के बाद उक्त अधिनियम की तीसरी अनुसूची के भाग II में एतद्द्वारा निम्नलिखित और संशोधन करती है, अर्थात् :—

उक्त अनुसूची में शीर्षक "भाग II भारत से बाहर की आयुर्विज्ञान संस्थाओं द्वारा प्रदत्त मान्यताप्राप्त चिकित्सा अर्हताएं जो दूसरी अनुसूची में शामिल नहीं है" के अन्तर्गत आयुर्विज्ञान में डॉक्टर ऑफ फिलोस्फी (पीएचडी) (इनस्तान मेडीकल इंस्टीट्यूट), यूएसएसआर" अर्हता से संबंधित प्रविष्टियों के बाद और तारक (*) के स्पष्टीकरण के नीचे, निम्नलिखित को जोड़ा जाएगा, अर्थात् :—

"आस्ट्रेलिया में प्रदत्त और उस देश में संबंधित विशिष्टताओं में चिकित्सा व्यवसायिकों के रूप में नामांकन के लिए मान्यताप्राप्त सभी स्नातकोत्तर चिकित्सा अर्हताएं;

कनाडा में प्रदत्त और उस देश में संबंधित विशिष्टताओं में चिकित्सा व्यवसायिकों के रूप में नामांकन के लिए मान्यताप्राप्त सभी स्नातकोत्तर चिकित्सा अर्हताएं;

न्यूजीलैंड में प्रदत्त और उस देश में संबंधित विशिष्टताओं में चिकित्सा व्यवसायिकों के रूप में नामांकन के लिए मान्यताप्राप्त सभी स्नातकोत्तर चिकित्सा अर्हताएं;

यूनाइटेड किंगडम में प्रदत्त और उस देश में संबंधित विशिष्टताओं में चिकित्सा व्यवसायिकों के रूप में नामांकन के लिए मान्यताप्राप्त सभी स्नातकोत्तर चिकित्सा अर्हताएं;

संयुक्त राज्य अमरीका में प्रदत्त और उस देश में संबंधित विशिष्टताओं में चिकित्सा व्यवसायिकों के रूप में नामांकन के लिए मान्यताप्राप्त सभी स्नातकोत्तर चिकित्सा अर्हताएं;"

[सं. वी-11025/11/2007-एमई-पी-I(पार्ट)]

देवाशीष पण्डा, संयुक्त सचिव

ஏற்கனவே பிற மருத்துவ முறைகளில் பட்டம் பெற்று, அரசு அனுமதியோடு மருத்துவராகப் பணியாற்றும் நபர்களுக்குத்தான் OIUCM அக்குபங்சர் பயிற்சிகளை நடத்தி வந்தது. அப்படி ஏற்கனவே டாக்டராக இருப்பவர் அக்குபங்சரை கூடுதல் பயிற்சியாகப் பெற்று மருத்துவம் புரிந்து வந்தனர். இதில் எந்த சட்ட சிக்கலும் இலங்கையில் ஏற்படவில்லை.

இதைத் தொடர்ந்து இதே மாதிரியான டாக்டர் களுக்கான அக்குபங்சர் பயிற்சிகள் இந்தியாவிலும் துவங்கப்பட்டன. சில நாட்கள் நடத்தப்படும் இப்பயிற்சியில் பங்கேற்றோருக்கு டிப்ளமோ அக்குபங்சர், M.D (Acu) போன்ற சான்றிதழ்கள் வழங்கப்பட்டன. இந்தியா விலும் ஏற்கனவே டாக்டராக இருந்தவர்களுக்கு பயிற்சி வழங்கப்பட்டது வரை எந்த விதமான சட்ட சிக்கலும் ஏற்படவில்லை. பல ஆங்கில மருத்துவர்கள் M.D (Acu) என்று தங்கள் பெயருக்குப் பின்னால் போட்டுக் கொள்வதற்காகவும், சிலர் அக்குபங்சரை கற்கும் ஆர்வத்துடனும்

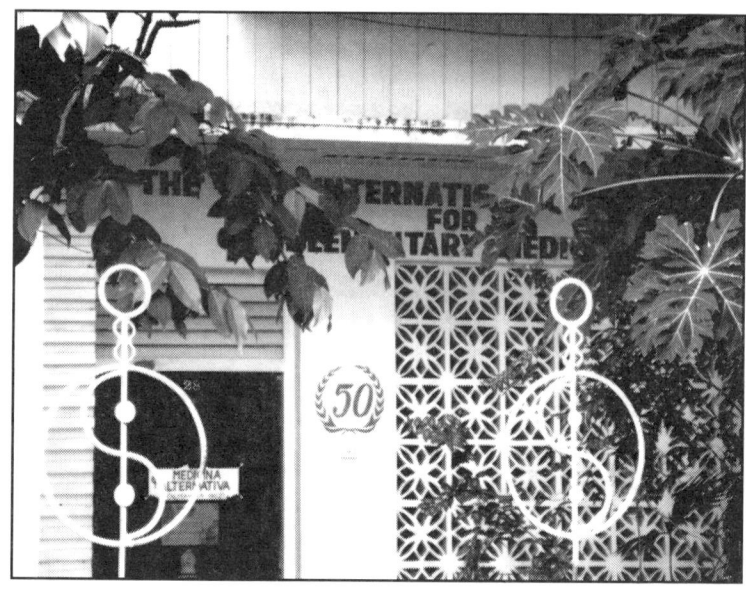

பல்கலைக்கழக "அறை"

இப்பயிற்சியில் சேர்ந்து படித்தனர். படிப்படியாக இப்பயிற்சி மருத்துவர்களுக்கு மட்டுமல்லாமல் அனைவருக்குமானதாக மாற்றப்பட்டது. அடிப்படைக் கல்வித் தகுதி நிர்ணயிக்கப்பட வில்லை. டிப்ளமோவும், M.D (Acu) சான்றிதழும் சில நாட்களில் வழங்கப்பட்டது. நகர்ப்புறங்களிலும், கிராமப் புறங்களிலும் மருத்துவர் படிக்காமல் ஆங்கில மருத்துவத்தைக் கையாளும் நபர்கள் பலர் சான்றிதழுக்காக இப்பயிற்சியில் சேரத்துவங்கினர். சித்தா, ஹோமியோ போன்றமரபுவழி மருத்துவத்தில் அங்கீகரிகப்பட்ட மருத்துவர்களும் இப்பயிற்சியில் சான்றிதழுக்காகவும், ஆர்வத்தின் பேரிலும் இணைந்தனர்.

ஏற்கனவே மருத்துவராக அரசு கவுன்சிலில் பதிவு பெற்று பிராக்டிஸ் செய்து வரும் நபர்கள் அக்குபங்சரை பிராக்டிஸ் செய்யும் போது எந்தப் பிரச்சினையும் எழவில்லை. ஏனெனில், சட்டப்படி மருத்துவம் செய்வதற்கான உரிமை ஏற்கனவே அந்த நபர்களுக்கு இருந்ததால்.

1980 களில் தமிழ்நாட்டில் போலி மருத்துவர்கள் அதிகமாக இருப்பதாக ஒரு புகார் எழுந்ததன் பேரில் பல பகுதிகளில் ஆய்வு மேற்கொள்ளப்பட்டது. இதில் அரசு கவுன்சில்களில் பதிவுசெய்து, பயிற்சி பெற்றுவரும் நபர்களுக்கு எந்த வித

பிரச்சினையும் இல்லை. ஆனால், அரசு பதிவின்றி — எந்த மருத்துவமும் படிக்காமல் நூல்கள் வாயிலாகவோ, அனுபவ அடிப்படையிலோ பிராக்டிஸ் செய்து வந்த பலருக்கு சிக்கல் ஏற்பட்டது. பல அனுபவ மருத்துவர்கள் கைது செய்யப்பட்டனர்.

அப்படி ஆய்வு செய்யப்பட்ட போது, ஒரு நபர் ஹோமியோபதி, சித்தா பிராக்டிஸ் செய்துகொண்டிருந்தார். அவரிடம் முறையான எந்த பதிவு சான்றிதழோ, படிப்பு சான்றிதழோ இல்லை. ஆனால், ஆண்டன் ஜெயசூரியா வழங்கிய M.D (Acu) சான்றிதழ் இருந்தது. ஆய்வு செய்ய வந்த உள்ளூர் ஹெல்த் இன்ஸ்பெக்டரும், டிரக் இன்ஸ் பெக்டர், காவலர்களுக்கு இலங்கை சான்றிதழைப் பற்றிய தெளிவு இல்லை. வெளிநாட்டிலிருக்கும் ஏதோ ஒரு உலகப் பல்கலைக் கழகத்திலிருந்து மருத்துவப் பட்டம் வழங்கப் பட்டிருக்கிறது. மேல்நாட்டில் பெரிய படிப்பு படித்த டாக்டர் என்று நினைத்து, அவர் மீது நடவடிக்கை எதுவும் எடுக்காமல் விட்டு விட்டார்கள்.

இலங்கை சான்றிதழ் உள்ளவர்களை தமிழ்நாடு அரசு நடவடிக்கை எடுக்கவில்லை என்ற செய்தி இலங்கை வரை பரவியது. கோலாகலமாகத் துவங்கியது சான்றிதழ் விற்பனை. 1990கள் தான் சான்றிதழ் விற்பனையின் உச்சகட்டம். ஏழு நாட்கள் பயிற்சி எடுத்துக்கொண்டால் போதும்... ஏழு

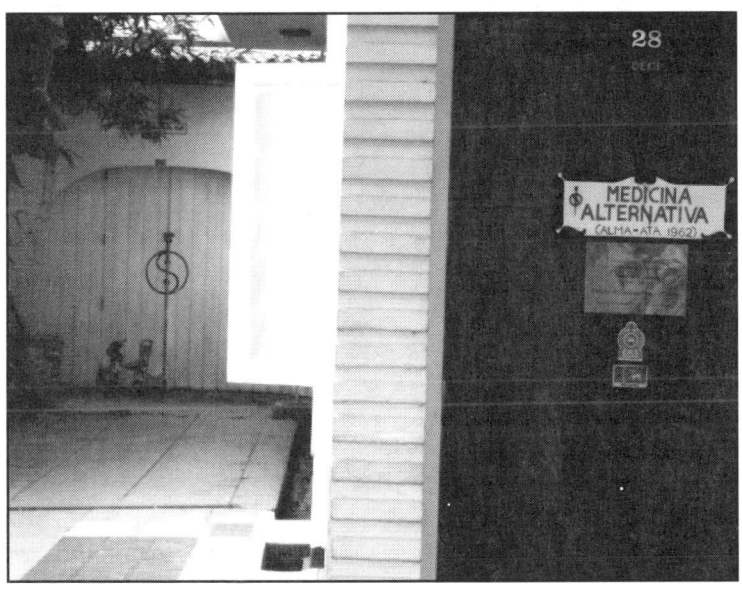

பல்கலைக்கழக "அறை"யும், கார் ஷெட்டும்

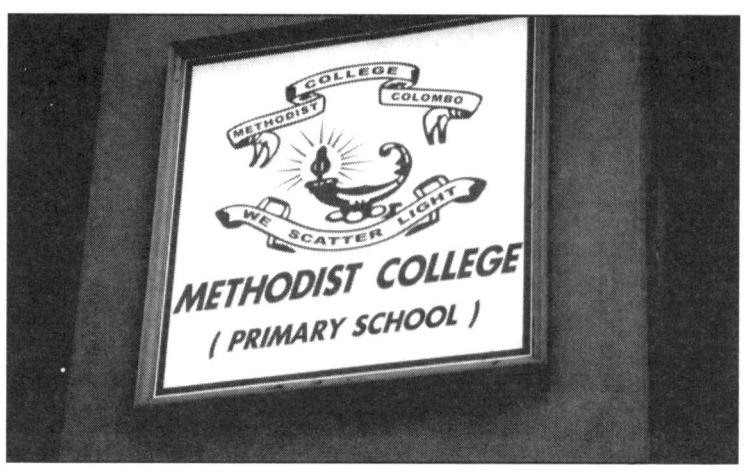

இலங்கை ஆரம்பப் பள்ளியின் பெயர் "காலேஜ்"

வகையான சான்றிதழ்கள் வழங்கப்படும் என்று விளம்பரம் செய்து விற்பனை நடந்தது. இப்படித்தான் தென்னிந்தியாவில் இலங்கை சான்றிதழ்கள் புழக்கத்திற்கு வந்தது.

## வெளிநாட்டுப் பல்கலைக்கழகங்களுக்கான விதிமுறைகள்

இந்தியாவிற்குள் ஒரு வெளிநாட்டுப் பல்கலைக்கழகம் நுழைந்து ஒரு குறிப்பிட்ட துறையில் பயிற்சியளித்து, சான்றிதழ் களை வழங்குவதாக இருந்தால் அதற்கென்று சில வழிமுறைகள் உள்ளன. உதாரணமாக மத்திய அரசு 2008 மார்ச் 7 ஆம் தேதி அரசிதழில் வெளிநாட்டு பல்கலைக்கழகங்கள் இந்தியாவிற்குள் வருவதற்கான விதிமுறைகளை அறிவித்திருந்தது. இதுவரை மருத்துவப் பட்டங்களை இந்திய மாணவர்களுக்கு வழங்குவதற் காக ரஷ்யா, ஆஸ்திரேலியா, கனடா, நியுசிலாந்து, இங்கிலாந்து, அமெரிக்கா ஆகிய நாடுகள் மட்டுமே அனுமதிக்கப்பட்டிருப் பதையும் அந்த அறிவிப்பு விவரிக்கிறது.

ஒரு வெளிநாட்டு பல்கலைக்கழகம் இந்தியாவிற்குள் நுழைவதற்கு முதலில் இந்திய வெளியுறவுத்துறையில் விண்ணப்பித்து தடையில்லாச் சான்றுபெற வேண்டும். பின்பு, பயிற்சியளிக்க விரும்பும் பல்கலைக்கழகத்தின் தாய்நாட்டு அங்கீகாரம் மற்றும் பட்டங்கள் வழங்குவதற்கான அரசு ஆணைகள் சரிபார்க்கப்படும். தொடர்ந்து அந்நிறுவனம் பயிற்சி நடத்த விரும்பும் துறையின் தனி அங்கீகாரமும் பெற வேண்டும். உதாரணமாக, மருத்துவம் சார்ந்த பயிற்சியளிக்க

விரும்பினால் வெளியுறவுத்துறையின் அனுமதியும், மக்கள் நல்வாழ்வுத்துறையின் அங்கீகாரமும் அவசியமாகும். வெளிநாட்டு பல்கலைக்கழகத்திற்கான இந்திய விதிமுறைகள் இவ்வாறு இருக்க, OIUCM எந்த ஒரு விதிமுறையையும் பின்பற்றாமல் தனிநபர்கள் மூலம் விளம்பரம்செய்து சான்றிதழ்களை நம் நாட்டில் வழங்கி வருகிறது.

வெளிநாட்டு நிறுவனத்தின் சான்றிதழை இந்தியக் குடிமகன் ஒருவர் வைத்திருக்கும்போது சில தெளிவுகள் அவசியமாக இருக்கிறது. அந்தச் சான்றிதழில் வழங்கப்பட்ட இடம், நாடு குறிப்பிடப்பட்டிருக்கும். அது மிக முக்கியமானது. சான்றிதழில் குறிப்பிடப்பட்டிருக்கும் இடம் வெளிநாடாக இருந்தால் (உதாரணம் : கொழும்பு) அந்த நாட்டிற்கு சென்று திரும்பிய ஆவணங்கள் (பாஸ்போர்ட், விசா) சான்றிதழ் வைத்திருப்பவரிடம் இருக்க வேண்டும். சான்றிதழில் குறிப்பிடப்பட்டிருக்கும் இடம் இந்தியாவாக இருந்தால் அந்த பல்கலைக்கழகத்தின் ஆவணங்கள் (தடையில்லாச்சான்று, அங்கீகார எண், உள்நாட்டு அனுமதி எண்) இருக்க வேண்டும். ஆனால் OIUCM விஷயத்தில் இந்த இரண்டுமே குழப்பம்தான். சான்றிதழ் வைத்திருப்பவர் இலங்கையும் போகவில்லை, அந்தப் பல்கலைக்கழகம் இந்தியாவிற்கும் வரவில்லை. ஆனால் சான்றிதழ்கள் மட்டும் எப்படியோ வந்துவிட்டன.

ஒவ்வொரு நாட்டிலும் பல்கலைக்கழகங்களை ஒழுங்கு படுத்துவதற்காக பல்கலைக்கழக மானியக் குழுக்கள் (University Grant Commission) அந்நாட்டு அரசாங்கங்களால் ஏற்படுத்தப்

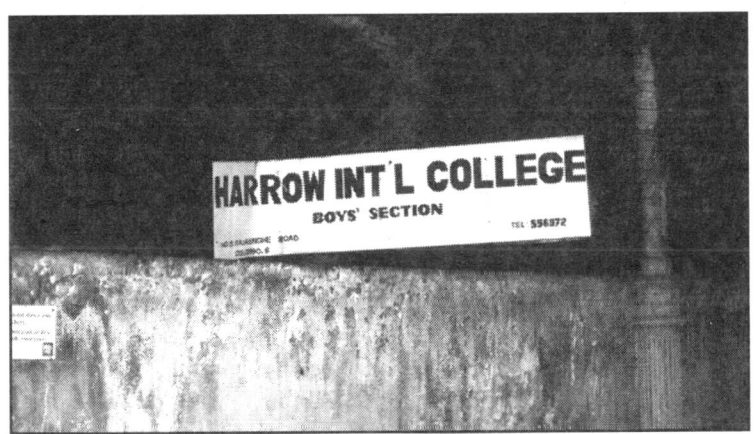

இலங்கையின் ஒரு சர்வதேசக் கல்லூரி

## UNIVERSITY GRANTS COMMISSION

Telephone: 695301,695302
Date: 9 June, 1991

18. Ward Place, Colombo 7, Sri Lanka

The Open International University is the only International Institution is Sri Lanka which is not financed by the State, it is outside the jurisdiction of the University Grants Commission but, nevertheless, the teaching which it offers provides a significant contribution to the aims of the Government. From the original faculty of Medicines, which remains the main faculty, the structures have now been extended to include oro-facial sciences, humanistic studies, social sciences and biomedical engineering and allow students from Sri Lanka and foreign countries access to graduate and post-graduate levels of The Open International University and to obtain professional qualifications in these subjects. Therefore, in accordance with the wide-reaching educational policy of Sri Lanka, The Open International University holds graduate and post-graduate courses and issues graduate and post-graduate degrees.

Yours faithfully,

**Prof. A.P.R Aluwihare**
Chairman

இலங்கை யு.ஜி.சி.யின் கடிதம்

பட்டிருக்கும். இந்தியாவிலும், இலங்கையிலும் ஒரே மாதிரியான சட்டங்களுடன் UGC அமைப்புகள் நிறுவப்பட்டுள்ளன. உலக அளவில் UGC அமைப்புக்களின் சட்ட திட்டங்கள் ஒரு பொதுத் தன்மையோடு இருக்கும். உதாரணமாக...

1. மேல்நிலைப் பள்ளிக் கல்வி (+2) முடித்த பிறகு இளங்கலைப் பட்டம் படிக்க அனுமதிப்பது.
2. இளநிலைக் கல்வி முடித்தவுடன், முதுநிலை பட்டம் படிக்க அனுமதிப்பது.
3. முதுகலைக்குப் பின்பு டாக்டரேட் (ஆராய்ச்சி பட்டம்) பெற அனுமதிப்பது.

...போன்றவை பொதுவிதிகள். எல்லா நாடுகளும் இவற்றையே பின்பற்றுகின்றன. (சீனா போன்ற சில நாடுகளில் மட்டும் பள்ளிக் கல்வியோடு இளங்கலைப் பட்டமும் தொடர்ச்சியாக (5+6+3) உள்ளது.) சரி; இலங்கை சான்றிதழுக்கு வருவோம். OIUCM - வழங்குவது முதுகலைப்பட்டம் மற்றும் டாக்டரேட் பட்டங்களாகும். இலங்கை, இந்திய கல்வித் தகுதி விதிகளின்படி முதுகலைப்பட்டங்கள் பெற பள்ளிக்கல்வியும், இளங்கலைப்பட்டமும் (12+3) அவசியமாகும். பள்ளிக்கல்வி கூட முடிக்காத பலர் M.D(Acu) / Ph.D (Acu) சான்றிதழ்களைப்

பெற்று வைத்திருக்கிறார்கள். இது முறையான சான்றிதழ்தான் என்று உலகின் எந்த ஒரு சட்டமும் கூறுவதற்கு வழியேயில்லை.

முறையான ஒரு வெளிநாட்டுப் பல்கலைக் கழகம் நடந்து கொள்ள வேண்டிய வழிமுறைகளைப் பார்த்தோம். இவற்றில் எதையுமே OIUCM பின்பற்றவில்லை. இலங்கை OIUCM வழங்கிய பட்டங்களில் பதிவாளரோடு சேர்த்து நான்கைந்து பேர் கூட்டாக கையெழுத்துப் போட்டிருப்பார்கள். சரி; கையெழுத்து கூடுதலாகத் தானே இருக்கிறது. இருந்துவிட்டுப் போகட்டும். ஒரே வருடத்தில் வழங்கப்படும் நூற்றுக்கணக்கான பட்டங்களில் உள்ள பதிவாளர் கையெழுத்து ஒரே மாதிரியாக இல்லை. பணி மாறுதல்களில் வேறு வேறு பதிவாளர்கள் வந்திருப்பார்கள் என்றாலும் ஒரு வருடத்தில் 100 பேருக்கு மேலே மாறுவார்களா? அப்படி மாறுவார்கள் என்றால் அது பல்கலைக்கழகமே இல்லை. தோராயமாக 50,000 பட்டங்கள் OIUCM ஆல் தமிழகத்தில் விற்கப்பட்டிருக்கின்றன. யார், யாருக்கு வழங்கப்பட்டது? எந்த வருடம் — எந்த தேதியில் வழங்கப்பட்டது? என்ன பட்டம் கொடுக்கப்பட்டது? பெற்றவர் தகுதி — முகவரி என்ன? போன்ற குறிப்புகள் சாதாரண டுடோரியல் காலேஜ்களில் கூட பராமரிக்கப்படுகிறது. ஆனால், OIUCM-இல் படித்த மாணவர்கள் பற்றிய விவரங்கள் OIUCMஇல் இல்லை. OIUCM பட்டங்களை சுமந்து திரிகிற மருத்துவர்களை 'போலி பட்டம்' பெற்றவர்கள் என்று கூறுவது நியாயம் தானே?

### பல்கலைக்கழகத்தைத் தேடி ஒரு பயணம்

இலங்கைத் திறந்தவெளிப் பல்கலைக்கழகம் என்று அழைக்கப்படும் OIUCM பற்றி இப்படி சட்ட ரீதியான விஷயங்களை அறிந்துகொண்டபோது எங்களுக்கு ஒரு சந்தேகம் எழுந்தது. OIUCM என்று ஒரு பல்கலைக்கழகம் இலங்கையில் இருக்கிறதா? இல்லையா? என்பதுதான் அது. இக்கேள்விக்கு விடைகாண நாங்கள் இருவர் இலங்கை செல்வதாக முடிவெடுத்தோம். நானும் மதுரை வழக்கறிஞர். பாரதி பாண்டியனும் சென்றுவரத் தயாரானோம்.

"எண் 28, இன்டர்நேசனல் புத்திஸ்ட் சென்டர் ரோடு, கொழும்பு—6" என்ற முகவரியோடு கொழும்பு நகரம் முழுக்க முழுக்க தேடித் திரிந்தோம். மூன்று நாட்களுக்குப் பிறகு கொழும்பு—6 என்பது புறநகர்ப் பகுதியில் உள்ள 'வெள்ளவத்த' என்ற பகுதி என்பது ஒருவழியாகத் தெரிந்தது. கொழும்பிலிருந்து 15—20 கி.மீ.க்கு அப்பால் இருந்த அந்த

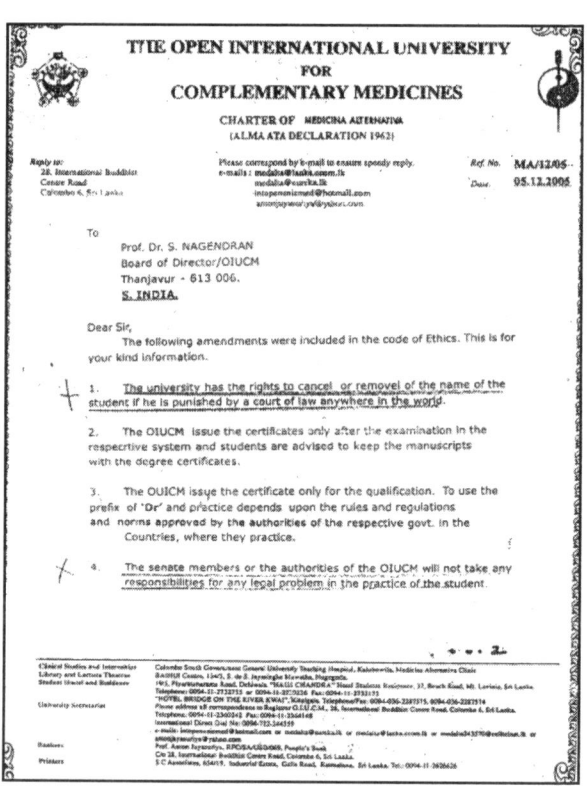

THE OPEN INTERNATIONAL UNIVERSITY
FOR
COMPLEMENTARY MEDICINES

CHARTER OF MEDICINA ALTERNATIVA
(ALMA ATA DECLARATION 1962)

Reply to:
28, International Buddhist
Centre Road
Colombo 6, Sri Lanka

Please correspond by e-mail to ensure speedy reply.
e-mails : medalta@lanka.ccom.lk
medalta@eureka.lk
intopenmizmed@hotmail.com

Ref. No. MA/12/05
Date. 05.12.2005

To

Prof. Dr. S. NAGENDRAN
Board of Director/OIUCM
Thanjavur - 613 006.
**S. INDIA.**

Dear Sir,

The following amendments were included in the code of Ethics. This is for your kind information.

1. The university has the rights to cancel or removel of the name of the student if he is punished by a court of law anywhere in the world.

2. The OIUCM issue the certificates only after the examination in the respecrtive system and students are advised to keep the manuscripts with the degree certificates.

3. The OUICM issue the certificate only for the qualification. To use the prefix of 'Dr' and practice depends upon the rules and regulations and norms approved by the authorities of the respective govt. in the Countries, where they practice.

4. The senate members or the authorities of the OIUCM will not take any responsibilities for any legal problem in the practice of the student.

....2

OIUCM இன் அறிவிப்பு

சிறுபகுதியில் 'யுனிவர்சிடி'யை கண்டுபிடிக்க நிறைய சிரமப் படவேண்டியிருந்தது. 'இன்டர்நேசனல் புத்திஸ்ட் ரோடு' என்ற பெயர் கொண்ட அந்த பத்தடிச் சந்தை பார்த்த போது விஷயம் விளங்கிவிட்டது. 'எண்: 28' இல் நாங்கள் போய் நின்றபோது அது ஒரு வீடு என்பது தெரிந்தது. வீடா? யுனிவர்சிடியா? என்று அந்த காம்பவுண்டைச் சுற்றி வந்தபோது "The Open International University for Complementary Medicines" என்று வீட்டின் உள்பக்கச் சுவற்றில் (போர்டு அல்ல) மையில் எழுதப்பட்டிருந்தது. கார் செட்டில் அக்குபங்சர் லோகோ வரையப்பட்டிருந்தது. கடைசியாக, வீட்டில் விசாரித்ததில் அது ஆண்டன் ஜெய சூர்யாவின் வீடு என்பதும், அவ்வீட்டின் (பத்துக்குப்பத்து அளவுள்ள) முன்னறைதான் 'யுனிவர்சிடி' OIUCM என்பதும் தவிர வேறு எந்த தகவலும் தர மறுத்துவிட்டார்கள். டாக்டர். ஆண்டன் ஜெயசூர்யாவின் ('நோபல் பரிசு வாங்கினார்'

52 / அக்குபங்சர் சட்டம் சொல்வது என்ன?

என்று பரப்பப்பட்ட செய்திக்குள் நாம் போனால் அது ஒரு தனிக்கதை.) நண்பரும் தற்போதைய 'யுனிவர்சிடி'யின் பொறுப்பாளருமான திரு. கீதான்ஜன் மெண்டிஸ் அவர்களின் கிளினிக் சென்றால் மேலும் தகவல்கள் பெறலாம் என்று அறிந்தோம்.

பத்து கட்டிடங்கள் கடந்து, அதே சந்தில் இருந்த கிளினிக்கிற்குச் சென்றோம். அதுதான் 'யுனிவர்சிடி'யின் புதிய கட்டிடம் என்று கூறினார்கள். 50,000 மருத்துவர்களுக்கு பட்டங்கள் கொடுத்த அந்த 'யுனிவர்சிடி'யில் நாங்கள் நுழைந்தபோது அங்கிருந்த மாணவர்கள் — இரண்டுபேர். ஒரு நோயாளிக்கு அக்குபங்சர் சிகிச்சை (16 நீடில்கள் +2 ஸ்டிமுலேட்டர்கள்) கொடுக்கப்பட்டது. 'அப்பாடா... அக்குபங்சர் இருக்கிறது' என்று பார்க்கும்போதே —அங்கிருந்த ஆங்கில மருந்துகள் அடங்கிய செல்ப் கண்ணில் பட்டது. நாங்கள் இந்தியாவிலிருந்து வந்த தகவலை டாக்டருக்கு போனில் சொன்ன பின்பு — நான்கு மணி நேரம் காத்திருந்தும் டாக்டர். கீதான்ஜன் வரவேயில்லை... வழக்கமாக கிளினிக்கில் டாக்டர் இருக்க வேண்டிய அந்த நேரம் முடியும் வரைக்கும். டாக்டர். கீதான்ஜன்— ஒரு அலோபதி மருத்துவர். அரசு மருத்துவ மனையில் பணியாற்றுகிறார். அக்குபங்சரும்— யுனிவர்சிடியும் அவருடைய பொழுது போக்கு அம்சங்கள். 'யுனிவர்சிடி' என்ற பெயரை எப்படி அரசு அனுமதித்தது? இது கல்வி கற்பிக்க அங்கீகாரம் பெற்றுள்ளதா? போன்ற பல கேள்விகளோடு கொழும்பு அரசு சார்ந்தவர்கள், அலுவலர்களிடம் தகவல்கள் பெற்றோம்.

இலங்கையில் எலிமெண்டரி ஸ்கூலுக்கு காலேஜ் என்றும், டுடோரியல் நிறுவனத்தை 'யுனிவர்சிடி' என்றும் வார்த்தை பயன்பாடுகள் கல்வி தொடர்பான மிகச் சாதாரணமான புழக்கத்தில் அங்கு உள்ளன. OIUCM- என்பது ஒரு தனியார் அறக்கட்டளை. அங்கு தனிப்பட்ட முறையில் பயிற்சிகளை வழங்கி வருகிறார்கள். அது ஒரு பல்கலைக்கழக மானியக் குழுவின் அங்கீகாரம் பெற்ற பல்கலைக் கழகமோ, அரசு அங்கீகாரம் பெற்ற கல்லூரியோ, கவுன்சில் அனுமதி பெற்ற கல்வி நிறுவனமோ அல்ல. இந்த விவரங்கள் OIUCM- ஐ புரிந்து கொள்ள போதுமானது.

கடைசியாக சில விஷயங்கள் OIUCM- சார்பில் சில ஆண்டுகளுக்கு முன்பு ஒரு அறிவிப்பு வெளிவந்துள்ளது. அதில் OIUCM- வழங்கிய சான்றிதழ்கள் வெறும் பயிற்சி சான்றிதழ்களே என்றும், அதை வைத்து 'டாக்டர்' என்று போடக்கூடாது என்றும்,

# Doctored degree for 'Dr' Nishank?

## Uttarakhand CM has fake degrees & two birth dates

By Raju Gusain in Dehradun

UTTARAKHAND chief minister Ramesh Pokhriyal Nishank's unflinching obsession for the 'Dr' suffix could become a major embarrassment for him as well as the ruling BJP in the state.

It has been alleged that he received two honorary doctorate degrees from a fictitious Sri Lanka-based international university.

And to make matters worse, it has also been alleged that Nishank's date of birth in his official biodata and passport don't match.

The Open International University (OIU) of Colombo conferred an honorary DLitt to him for his contribution to literature in the late 90s and a second one — a doctorate in science — a couple of years ago.

This apart, he managed two more DLitt honorary degrees from the state-run Uttarakhand Sanskrit University and Graphic Era Deemed University after becoming chief minister.

The OIU is neither registered as a foreign university nor as a domestic one in Sri Lanka. It has not been registered as an institute at all.

"The Open International University is not a higher educational institution that come under the purview of the University Grants Commission or established under the Universities Act (No. 16 of 1978) in Sri Lanka.

Therefore, the University Grants Commission is not in a position to comment on the qualifications awarded by the said university," Priyantha Premakumara, the additional secretary of academic affairs and university admissions at the University Grants Commission (Sri Lanka), said.

### Honorary degrees are from a 'fictitious' Lankan university

Sri Lanka's University Grants Commission recognises only those foreign universities and higher educational institutes which are accepted internationally.

Institutes mentioned in the Commonwealth Universities Yearbook and the International Handbook of Universities get recognition in Sri Lanka. The OIU is not mentioned on either of these standard lists.

Last year, when Anil Chand Baluni of Green Force Forum in Dehradun filed an RTI seeking information about Nishank's doctorate degrees he was provided incomplete information and merely a copy of the CM's biodata.

The biodata reveals that Nishank was born on August 15, 1959.

The official website of Uttarakhand (http://cm.uk.gov.in/) also corroborates this. But his passport says he was born on July 15, 1959 — a discrepancy of exactly 30 days.

Seizing the opportunity to pin down Nishank over his academic degrees and date of birth, a Congress delegation complained to governor Margaret Alva about the "confusion". Party leader Harak Singh Rawat said: "I want the CM to show us his degrees. People don't use the 'Dr' honorific for an honorary degree."

Uttarakhand chief minister Ramesh Pokhriyal Nishank with former President APJ Abdul Kalam at convocation ceremony of Nainital University held recently.

The DOB on Nishank's passport (above left) doesn't match the one in his CV. Copy of one of the many declarations of academic qualification Nishank supposedly has.

When asked about the legality of the honorary degrees, an official at the CM's office said: "He has not obtained a government job by dint of his degree. He has not broken any law."

Uttarakhand government media adviser Devendra Bhasin defended the CM, saying: "The literary works of Dr Ramesh Pokhriyal Nishank have been praised not only in our country but abroad as well.

Phd students are doing research on books written by Nishank. The Congress allegations are baseless."

He didn't provide any details to substantiate his claims.

State BJP chief Bishan Singh Chufal called the Congress remarks "cheap tricks". "They are using their imagination. How can a person have multiple dates of birth?"

**ABOUT THE UNIVERSITY**

OIU's website says: "An international organisation formed in 1962 congruent to the policy objectives of the World Health Organization. Repeated emails to the university on several queries, including those on Nishank, failed to elicit any reply.

**THE RTI WHICH WAS FILED**

Anil Chand Baluni sought information on the CM's academic qualification. His office give a copy of a CV which claimed the CM was conferred a doctorate by OIU, Colombo. No photocopy of degree given.

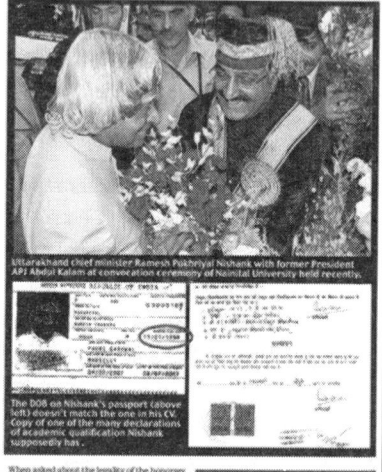

முன்னாள் முதல்வரின் "போலிப் பட்டம்" பற்றிய செய்தி

சான்றிதழ் பெற்றவர்கள் மருத்துவப்பணியில் ஈடுபடலாமா, கூடாதா என்பது அந்தந்த நாட்டு அரசாங்கங்களின் முடிவைப் பொறுத்ததே என்று குறிப்பிடப்பட்டுள்ளது.

### பத்திரிகை செய்திகளும், அரசு அறிவிப்புகளும்

இலங்கைப் பல்கலைக்கழகம் (இனியும் பல்கலைக்கழகம் என்ற சொல்லை பயன்படுத்துவது சரியில்லை தான். ஆனால், புழங்கிப் பழகி விட்ட சொல்லையே பயன்படுத்துவதுதான் புரிந்து கொள்ள எளிமையானது என்பதால் பயன்படுத்தலாம்) பற்றி இந்திய செய்தித்தாள்களில் வந்த சில செய்திகளையும், அதன் சான்றிதழ்கள் குறித்த இந்திய அரசின் நிலையையும்

தெரிந்து கொள்ளலாம்.

இலங்கைத் திறந்தவெளிப் பல்கலைக்கழகம் குறித்த சில கட்டுரைகள் தமிழ்நாட்டுப் பத்திரிகைகளிலும், வட இந்தியப் பத்திரிகைகளிலும் வெளிவந்திருக்கின்றன. அக்கட்டுரைகளில் என்ன தான் எழுதியிருந்தார்கள்?

வட இந்தியப் பத்திரிகைகளில் 2011இல் அரசியல்வாதிகளைக் கலங்கடித்த போலி சான்றிதழ்கள் பற்றிய செய்திதான் மிக முக்கியமானது. உத்திரகண்டின் முன்னாள் முதல்வர் ரமேஷ் பொக்கிரியால் நிஷாங்க் பற்றிய செய்திதான் அது. அவர் தன் பெயருக்கு முன்னால் டாக்டர் என்று பயோடேட்டா வில் குறிப்பிட்டு, தான் இலங்கையிலிருக்கும் ஒரு சர்வதேச பல்கலைக்கழகத்தில் கௌரவ டாக்டர் பட்டம் பெற்றதாகக் குறிப்பிட்டிருந்தார். அதுவும் இந்த பயோடேட்டா அவர் முதலமைச்சராக இருந்தபோது உத்திரகண்ட் அரசு இணைய தளத்தில் வெளிவந்திருந்தது. இதுதான் சர்ச்சைக்கான காரணம்.

தகவல் அறியும் உரிமைச் சட்ட கேள்வியின் அடிப்படையில் இந்தப் பிரச்சினை ஊடகங்களுக்கு வந்து சேர்ந்தது. வட இந்தியப் பத்திரிகைகள் இலங்கை யுனிவர்சிடி கிராண்ட் கமிஷன் வரை சென்று பல ஆதாரங்களை வெளியிட்டன. ரமேஷ் பொக்கிரியாலின் வேட்பு மனு தள்ளுபடி செய்யப்படும் அளவிற்கு பிரச்சினை பூதாகரமாக வளர்ந்தது. இலங்கை திறந்த வெளிப்பல்கலைக்கழகம் OIUCM வழங்கியதுதான் உத்திரகண்ட் முன்னாள் முதல்வருடைய கௌரவ டாக்டர் பட்டம். இலங்கை அரசின் யுனிவர்சிடி கிராண்ட் கமிஷன் இப்படி ஒரு பல்கலைகழகம் இலங்கையில் இல்லை என்றே அறிவித்து விட்டது.

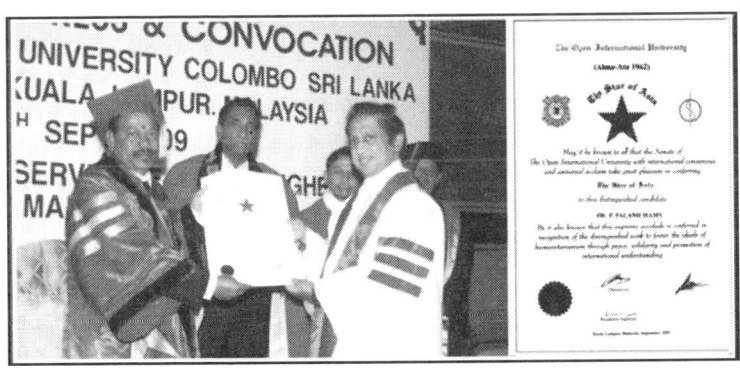

OICUM விருது பெறும் பி.ஆர்.பி

இலங்கைப் பல்கலைக்கழக போலி சான்றிதழ் பிரச்சினையில் வட இந்தியர்கள் மட்டுமல்ல தமிழகத்தின் பல பிரபலங்களும் அடக்கம். OIUCM ஆன்மீகச் சேவைக்கான டாக்டர் பட்டம் ஸ்ரீ நித்தியானந்தாவிற்கு (2010) வழங்கப்பட்டிருக்கிறது. அதுவும் அவர் கைது செய்யப்படுவதற்கு சில தினங்களுக்கு முன்பு. அடுத்ததாக, சமூக சேவைக்கான ஆசியாவின் நட்சத்திரம் என்ற பட்டம் (ஸ்டார் ஆஃப் ஆசியா) OIUCM ஆல் கிரானைட் கிங் பி.ஆர்.பி.க்கு 2009 இல் வழங்கப்பட்டிருக்கிறது.

2006 ஆம் ஆண்டே ஸ்ரீ ஸ்ரீ ரவிஷங்கருக்கு கௌரவ டாக்டர் பட்டத்தை இலங்கைப் பல்கலைக்கழகம் OIUCM வழங்கியிருக்கிறது. இது செய்திகளில் வெளியான தகவல்கள் தான். இன்னும் நூற்றுக்கணக்கான கௌரவ டாக்டர் பட்டங்கள் தமிழகத்தில் வழங்கப்பட்டிருக்கின்றன.

உண்மையில், இலங்கைப் பல்கலைக்கழகம் OIUCM இன் சான்றிதழ்கள் சட்ட ரீதியாக எப்படிப் பார்க்கப்படுகின்றன?

♦ இலங்கை அரசின் யுனிவர்சிடி கிராண்ட் கமிஷன் 1991 ஜூன் 9இல் ஒரு அறிவிப்பை வெளியிட்டிருக்கிறது. இலங்கையில் இயங்கும் OIUCM அரசின் அனுபதி பெற்ற பல்கலைக்கழகமோ, அரசிடம் நிதி உதவி பெறும் கல்வி நிறுவனமோ அல்ல என்றும், அந்நிறுவனம் யுனிவர்சிடி கிராண்ட் கமிஷன் சட்ட திட்டங்களுக்கு உட்பட்டதல்ல என்றும் அதில் குறிப்பிட்டிருக்கிறது.

♦ 1998 ஆம் ஆண்டு இலங்கை அரசின் யுனிவர்சிடி கிராண்ட் கமிஷன் மற்றொரு அறிவிப்பை வெளியிட்டிருக்கிறது. அதில் இலங்கை பல்கலைக்கழகம் என்ற நிறுவனம் இலங்கை அரசின் பல்கலைக்கழக விதிகளின்படி ஏற்படுத்தப்பட்ட கல்வி நிறுவனம் அல்ல என்றும், அந்நிறுவனம் வழங்கும் சான்றிதழ்கள் இலங்கையிலேயே செல்லாது என்றும் அதில் குறிப்பிடப்பட்டிருக்கிறது. ( எண்: UGC/L/81 Dt. 28.1.1998).

♦ 2000 ஆம் ஆண்டு ஆகஸ்ட் மாதம் இந்திய அரசின் யுனிவர்சிடி கிராண்ட் கமிஷன் ஒரு அறிவிப்பை வெளியிட்டிருக்கிறது. அதில் மேற்கண்ட இலங்கை நிறுவனம் வழங்கும் எந்த ஒரு சான்றிதழும் இந்தியாவில் செல்லாது என்று அறிவிகப்பட்டிருக்கிறது. (எண்: தி 7—3 /90 (FU) Dt. 12.8.2000).

♦ கவுன்சில் ஆஃப் இண்டஸ்டிரியல் ரிசர்ச் (மத்திய அரசு அமைப்பு) வெளியிட்டுள்ள அறிவிப்பில் (எண்: 17/66/27/94

-PPS Dt. *18.11.1998)* இலங்கையில் இயங்கும் OIUCM வழங்கும் எந்த ஒரு சான்றிதழும் இந்தியாவில் செல்லாது என்றும், அதனை கல்வித்தகுதியாக மாநிலங்களில் இயங்கும் அறிவியல் கவுன்சில்கள் ஏற்கவேண்டாம் என்றும் அறிவிகப்பட்டிருக்கிறது.

- குஜராத் பார் கவுன்சிலும் இலங்கையில் இயங்கும் OIUCM வழங்கும் சான்றிதழ்கள் குறித்த ஒரு புகார் கடிதத்தை *1998* இல் இந்திய அரசின் யுனிவர்சிடி கிராண்ட் கமிஷனிடம் அளித்துள்ளது.

- இந்திய அரசின் யுனிவர்சிடி கிராண்ட் கமிஷன் நம் நாட்டில் இயங்கும் அனைத்து மத்திய, மாநில பல்கலைக் கழகங்களுக்கும், நிகர்நிலைப் பல்கலைக்கழகங்கள், அரசு கல்வி நிறுவனங்கள் மற்றும் ஐ.ஐ.டி.களுக்கும் ஒரு சுற்றறிக்கை அனுப்பியுள்ளது. இலங்கையில் இயங்கும் OIUCM வழங்கும் சான்றிதழ்களை கல்வித்தகுதிக்கான சான்றிதழ்களாக ஏற்க வேண்டாம் என்று அதில் அறிவுறுத்தப்பட்டுள்ளது. (எண்: 7, அறிவிப்பு *120* கவுன்சில் ஆஃப் இண்டஸ்டிரியல் ரிசர்ச் அறிக்கைகள்).

- இந்திய தகவல் ஆணையத்தில் மேல்முறையீடு செய்யப்பட்ட மனு ஒன்றிற்கு பதிலளித்து ஆணையம் வெளியிட்ட ஆர்டரில் “ஏிமிஹிசிவி சான்றிதழ்கள் போலியானவை” என்று குறிப்பிடப்பட்டுள்ளது. (அதனையே இலங்கை அரசின் காவல்துறைத் தலைவரும் உறுதிசெய்துள்ளார்) Dt. 23.1.2009. (Central Information Commission CIC/AD/A/X/09/005)

OIUCM இன் உண்மைகள் தெரிய ஆரம்பித்த பிறகு — இத்தாலியப் பல்கலைக் கழகம், செபோர்கா பல்கலைக் கழகம், நியூ ஏஜ் உலகப் பல்கலைக்கழகம்... போன்ற பெயர்களில் பட்டங்கள் உலா வர ஆரம்பித்திருக்கின்றன. இது ஒவ்வொன்றையும் இதே அடிப்படையில் பிரித்தறிய முடியும். மேலே குறிப்பிடப் பட்டுள்ள எந்த ஒரு நிறுவனமும் பல்கலைக்கழகம் அல்ல; அது வெளிநாட்டு கல்வி நிறுவன அந்தஸ்துடன் நம் நாட்டிற்குள் நுழையவும் இல்லை. உதாரணத்திற்கு நியூ ஏஜ் உலகப் பல்கலைக் கழகத்திற்கு என்று ஒரு இணையதளம் ஒன்று இருக்கிறது. இந்த இணையதளம் எங்கிருந்து இயக்கப்படுகிறது என்று பரிசோதித்தால் அது கல்கத்தாவிலிருந்து இயங்குகிற உண்மை புரிகிறது. இப்பல்கலைக் கழகம் அமைந்திருப்பதாக கூறப்படும் இத்தாலியின் செபோர்காவில் இப்படி ஒரு நிறுவனமே

இல்லை என்று சத்தியம் செய்கிறது செபோர்கா டைம்ஸ் என்ற அந்நாட்டுப் பத்திரிக்கை.

இப்போது இது மாதிரியான கல்வி நிறுவனங்கள் அக்குபங்சரை விட்டு படிப்படியாக விலகிச் செல்கின்றன. அவற்றுடைய புதிய உத்தி நம் நாட்டு பெரிய மனிதர்களுக்கு டாக்டர் பட்டம் வழங்குவதும், அதற்காக ஒரு பெருந்தொகையை வாங்கிக்கொள்வதுமாக மாறியிருக்கிறது. யார் எப்படி ஏமாந்தாலும், ஒரு வழியாக மரபுவழி மருத்துவங்களை விட்டு இந்நிறுவனங்கள் தொலைந்தால் சரிதான்.

அடுத்ததாக இந்தியாவின் மாற்று மருத்துவக் கல்வி நிறுவனங்கள் சிலவற்றைப் பார்ப்போம்.

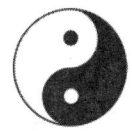

# கல்கத்தாவின் போலிப் பல்கலைக்கழகம்

**ந**ம் நாட்டில் இயங்கும் மாற்று மருத்துவக் கல்வி நிறுவனங்களில் மிகவும் பிரபலமான கல்கத்தாவில் இயங்கும் Indian Board of Alternative Medicines (IBAM) என்ற ஒன்றைப்பற்றி நாம் அறிந்து கொண்டால் போதுமானது. அதுதான் பல்வேறு இந்திய நிறுவனங்களுக்கான மாதிரி நிறுவனமாகும். இந்நிறுவனம் நாம் ஏற்கனவே பார்த்த இலங்கைப் பல்கலைக்கழகத்தின் அங்கீகாரத்தோடு (?) இயங்குகிறது.

கல்கத்தா உயர்நீதி மன்றம் 1990களில் வழங்கிய தீர்ப்பிற்குப் பின்பு தோன்றியதுதான் IBAM. 1996ஆம் ஆண்டில் இந்நிறுவனத்தின்மீது தொடரப்பட்ட வழக்கில் ஒவ்வொரு பயிற்சிக்கும் முறையான கல்வித்தகுதியை நிர்ணயித்துக் கொள்ளுமாறு நீதிமன்றம் வழிகாட்டியது. அந்த அடிப்படையில் ஒவ்வொரு பயிற்சிக்கும் தான் விரும்பியவாறு ஒரு கல்வித்தகுதியை IBAM நிர்ணயம் செய்துகொண்டது. இந்தக் கல்வித்தகுதி பற்றி அறிய வேண்டுமானால் ஒரே ஒரு உதாரணத்தைப் பார்த்தால் போது மானது. ஒருவர் IBAMஇல் டாக்டர் பட்டம் PhD / D.sc பெற வேண்டுமானால் அவர் பள்ளிக்கே சென்றிருக்க வேண்டிய அவசியம் இல்லை. குறிப்பிட்ட அந்தத்துறையில் 10 ஆண்டுகள் அனுபவச் சான்றிதழை அளித்தால் போதும். இவ்வாறு தன் இஷ்டத்திற்கு தகுதி என்ற பெயரில் ஒன்றை நிர்ணயித்துக் கொண்டது. சுமார். 20,000 பேருக்கு சான்றிதழ் வழங்கிய IBAM அமைந்திருக்கும் இடம் என்பது ஒரு சிறிய மேல் மாடிதான். (இலங்கப்பல்கலைக்கழகத்தைவிட பெரிய இடம்தான்)

சான்றிதழ், பட்டயம், பட்டம், பட்டமேற்படிப்பு, ஆய்வுப் படிப்புக்கள் ( Certificate, Diploma, Degree, P.G.Degree, Doctorates) போன்ற சான்றிதழ்களை முப்பதற்கும் மேற்பட்ட மாற்று மருத்துவத் துறைகளில் வழங்கி வந்தது. அரசால் அமைக்கப்பட்ட கவுன்சில் தரும் பதிவுச் சான்றிதழான (Registered Medical Practitioner - RMP) 'பதிவு பெற்ற மருத்துவர்' சான்றிதழை IBAM வழங்கிவருகிறது. IBAM தரும் RMP சான்றிதழின் விரிவாக்கம் என்ன தெரியுமா? Registered Medical Practitioner of the Register of IBAM என்பதாகும். அதாவது RMP சான்றிதழுள்ள நபர் அரசு பதிவுபெற்ற நபரல்ல, இந்நிறுவனத்தின் பதிவேட்டில் பதிவு செய்துகொண்ட நபராம்.

1998 ஆம் ஆண்டில் டெல்லி உயர்நீதிமன்றம் மாற்று மருத்துவக் கல்வி நிறுவனங்கள் சான்றிதழ் / பட்டயம் (Certificate & Diploma) தவிர பிற பட்டங்களை வழங்கக்கூடாது என்று உத்தர விட்டது. ஆனால் அதற்குப் பிறகும் IBAM எல்லா வகையான பட்டங்களையும் ( MBBS (EH), BASM, BNYT, MD (AM), PhD (AM), Dsc (AM) ) வழங்கி வந்தது. IBAM 1998 ஆம் ஆண்டிற்குப்பிறகு வழங்கிய சான்றிதழ்களில் யாரும் அறியா வண்ணம் ஒரு சின்ன திருத்தம் செய்யப்பட்டிருந்தது.

எந்த ஒரு பல்கலைக்கழகம் வழங்கும் பட்டமானாலும் அதில் Degree என்ற வார்த்தை இடம்பெற்றிருக்கும். உதாரணமாக பி.ஏ என்ற இளங்கலை பட்டம் என்றால் Degree of Bachelor of Arts என்ற வார்த்தைகள் அச்சான்றிதழில் இடம்பெறும். IBAM வழங்கிய பட்டச்சான்றிதழ்களில் Degree என்ற வார்த்தைக்குப் பதிலாக Certificate என்ற வார்த்தை இடம்பெற்றிருந்தது. அதாவது Degree of Bachelor of Arts என்பதற்குப் பதிலாக Certificate of Bachelor of Arts என்று தருவது. IBAM வழங்குவது பட்டங்கள் அல்ல; பட்டங்கள் போன்று தோற்றமளிக்கும் சான்றிதழ் படிப்புதான். நீதிமன்ற உத்தரவையும் அமுல்படுத்தியாகி விட்டது, அதே நேரம் தாங்கள் வழங்கி வந்த பட்டங்களின் பெயர்களையும் மாற்ற வேண்டியதில்லை. இப்படி MBBS (EH), BASM, BNYT,

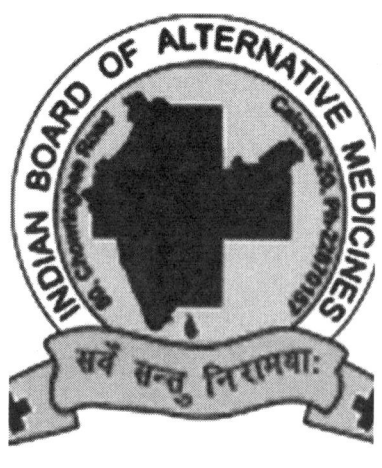

MD (AM), PhD (AM), Dsc (AM) எல்லா பட்டங்களும் ஆங்கில மருத்துவத்தின் பட்டங்கள் போன்ற சாதாரண சான்றிதழ் பயிற்சிகள்.

2004 ஆம் ஆண்டு வெளிவந்த கல்கத்தா உயர்நீதிமன்ற வழக்கின் தீர்ப்பில் IBAM மீது நீதிமன்ற அவமதிப்பு மற்றும் ஏமாற்றுதல், போலி ஆவணம் தயாரித்தல் போன்றவைகள் நிரூபிக்கப்பட்டதாக அறிவிக்கப்பட்டது. தீர்ப்பு குறிப்பிடும் சில IBAM மோசடிகள்:

1. கல்கத்தா உயர்நீதிமன்றம் IBAM அமைப்பிற்கு அங்கீகாரம் வழங்கிவிட்டது போன்ற வாசகங்களை தங்கள் விவரப் புத்தகத்தில் குறிப்பிட்டிருப்பது.

2. மாவட்ட நீதிமன்றத்தின் 5 ஆம் துணை நீதிபதியின் கையெழுத்தையும், முத்திரையையும் போலியாக தயாரித்து பயன்படுத்தியது.

3. கல்கத்தா உயர்நீதி மன்ற நீதிபதிகளில் ஒருவர் IBAM நடத்திய விழாவில் பங்கேற்றது போன்ற போலி புகைப்படத்தை வெளியிட்டது.

...இப்படி அடுக்கடுக்கான மோசடிகளை தொடரும் IBAM இன்னும் சான்றிதழ்கள் வழங்குவதை நிறுத்தவில்லை. The Open International University for Alternative Medicines என்ற பெயரில் வெளிநாட்டு மாணவர்களுக்கு சான்றிதழ்களை வழங்கிவருகிறது. 2010 ஆம் ஆண்டு நம் நாட்டு போலி பல்கலைக்கழகங்கள் பட்டியலில் IBAM இன் துணை நிறுவனமான Indian Institute of Alternative Medicines (IIAM) இடம் பெற்றுள்ளது.

IBAM நிறுவனத்தைப் போன்று வெவ்வேறு பெயர்களில் இந்தியா முழுவதும் பல அமைப்புக்கள் இயங்கி வருகின்றன. Indian Council of Alternative Medicines, Alternative Medical council, Foundation for Alternative Medicines, University for Electro Homoeopathy என்று எல்லா அமைப்புக்களும் சான்றிதழ்களை விற்பதையே தங்கள் லட்சியமாகக் கொண்டுள்ளன. மாற்று மருத்துவங்களின் மீது மக்கள் நம்பிக்கை பெருகி வரும் இக்காலத்தில் இது போன்ற நிறுவனங்களை நாம் அடையாளம் கண்டு விழிப்புணர்வடைவது அவசியமாகும்.

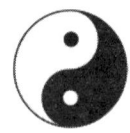

# பி.எஸ்.எஸ். வழங்கும் சான்றிதழ்கள்

தமிழகம் முழுவதும் எங்கு பார்த்தாலும் நர்சிங், கேட்டரிங், அக்குபங்சர், மூலிகை மருத்துவம்... போன்ற படிப்புகளுக்கு சேர்க்கை நடப்பதாக பல தனியார் நிறுவனங்கள் விளம்பரங்களைக் கொடுத்து வருகின்றன. இந்த நிறுவனங்கள் போதுமான அடிப்படை வசதிகள் எதுவுமே இல்லாமல் பல வகையான பயிற்சிகளை நடத்துவதாக விளம்பரம் தந்து கொண்டேயிருக்கிறார்கள்.

இந்த நிறுவனங்கள் அங்கீகாரம் பெற்றவையா? இவற்றை அங்கீகரித்த நிறுவனமாகக் கூறப்படும் பி.எஸ்.எஸ். (பாரத் சேவக் சமாஜ்) உண்மையில் அரசு அமைப்பா? சற்று விரிவாகப் பார்க்கலாம்.

இந்தியா முழுவதும் 8100 பயிற்சி மையங்களை ஏற்படுத்தி 800 க்கும் மேற்பட்ட பயிற்சிகளை வழங்கும் அமைப்புதான் பி.எஸ்.எஸ். என அழைக்கப்படும் பாரத் சேவக் சமாஜ்.

பி.எஸ்.எஸ். என்ற அமைப்பை 1952 இல் ஜவஹர்லால் நேரு துவங்கினார். கிராமப்புற மக்களுக்கு சேவை செய்யும் நோக்கத்தோடு துவங்கப்பட்ட இந்த அமைப்பை அரசு சாரா தொண்டு நிறுவனமாக மாநில அரசுகளில் தனித்தனியாக பதிவு செய்தனர். பெண்கள் வளர்ச்சி, கிராமப்புற சேவை, பால் பண்ணை வைத்தல் போன்ற பல்வேறு நோக்கங்களைக் காட்டி கேரளாவில் சங்கப்பதிவுச் சட்டத்தின் கீழ் இவ்வமைப்பு பதிவு செய்யப்பட்டது. 2006 வரை கேரளாவில் இயங்கி வந்த இந்த அமைப்பு தொழிற்பயிற்சிகளை வழங்கி வந்தது. சுய தொழில் கற்றுத் தரும் குறுகிய காலப் பயிற்சிகள் என்பதால் அரசின் கல்வி அங்கீகாரம் எதுவும் பெறப்படவில்லை. 2006க்குப் பின்பு

RPAD

**<u>தமிழ்நாடு சித்த மருத்துவ மன்றம்</u>**
**<u>அரும்பாக்கம், சென்னை – 600 106.</u>**

அனுப்புநர்:-

பதிவாளர்,
தமிழ்நாடு சித்த மருத்துவ மன்றம்,
அரும்பாக்கம், சென்னை – 600 106,
தொலைபேசி எண். 044–26190246
மின்அஞ்சல் :– tnsmc1998@gmail.com

பெறுநர்:-

அக்கு ஹீலர்.அ.உமர் பாரூக்,
மாநிலச் செயலாளர்,
அக்குபங்சர் ஹீலர்கள் கூட்டமைப்பு,
33 ஏ, கிராமச்சாவடி தெரு, கம்பம்,
தேனி மாவட்டம் – 625 516.

ஓ. மு. கடித எண். 3710 / த நா சி ம ம / 2013, நாள்: 22–11–2013

ஐயா,

பொருள்:– தமிழ்நாடு சித்த மருத்துவ மன்றம் – தகவல் அறியும் உரிமைச்சட்டம் 2005ன் கீழ்க்கண்ட தகவல்கள் அளிக்கப்படுகின்றன.

பார்வை:– தங்கள் கடித நாள். 08–10–2013.

–x-x-x-x-x-

தங்கள் கடிதத்தில் கேட்கப்பட்டுள்ள கேள்விகளுக்கு கீழே விவரங்கள் அளிக்கப்படுகின்றன.

1. அங்கீகாரம் வழங்கப்படவில்லை.
2. பாரத் சேவக் சமாஜ் (பி.எஸ்.எஸ்.) நிறுவனம் வழங்கும் மருத்துவப் பயிற்சி சான்றிதழ்களைக் கொண்டு மருத்துவத்தை தொழிலாகச் செய்ய முடியாது.

தங்கள் உண்மையுள்ள
25/11/13
பதிவாளர்
பதிவாளர்,
தமிழ் நாடு சித்த மருத்துவ மன்றம்,
அரும்பாக்கம், சென்னை-600 106.

<u>நகல்</u>

1. அரசு சார்புச் செயலாளர்,
மக்கள் நல்வாழ்வு மற்றும் குடும்ப (இம2–2) நலத்துறை,
தலைமைச் செயலகம், சென்னை – 600 009.
(கடித எண். 38140/இம2–2/2013–2, நாள்.24–10–2013)

பி.எஸ்.எஸ். பற்றி சித்த மருத்துவ மன்றம்

தமிழகத்தில் கால் பதித்த பி.எஸ்.எஸ் அரசின் எந்த விதமான அங்கீகாரமும் இல்லாமல் ஏராளமான பயிற்சிகளை துவங்கியது.

2006 வரை வெறும் ஐநூறு பயிற்சி மையங் களுக்கும் குறைவாக இருந்த பி.எஸ்.எஸ் இப்போது 8100 பயிற்சி மையங்களுக்கு அங்கீ காரம் வழங்கியுள்ளது. பி.எஸ்.எஸ்ஸின்

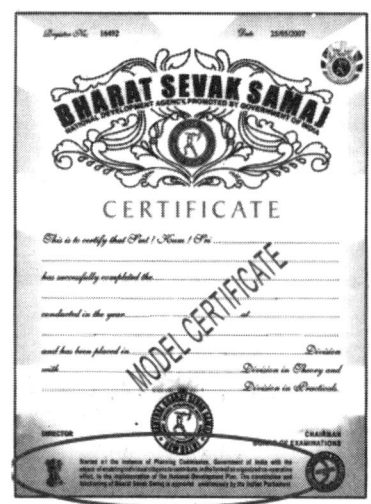

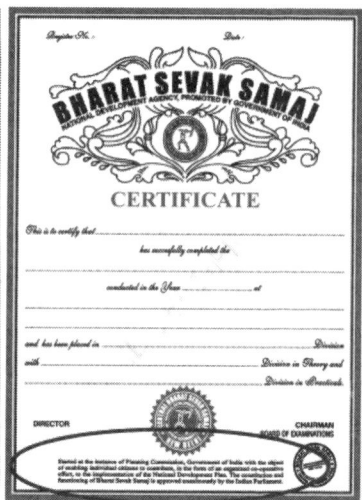

காணாமல் போன ராஜமுத்திரை

தலைமையகம் அமைந்துள்ள கேரளாவில் கூட ஆயிரத்திற்கும் குறைவான பயிற்சி மையங்கள்தான் உள்ளன. ஆனால் தமிழ் நாட்டில் கிட்டத் தட்ட நாலாயிரம் பயிற்சி மையங்கள் உள்ளன. இப்போது பி.எஸ்.எஸ்ஸின் முழு நேர வேலை பயிற்சி மையங்களுக்கு அங்கீகாரம் வழங்கு வதும், லட்சக்கணக்கான மாணவர்களுக்கு சர்ட்டிஃபிகேட் வழங்குவதும் தான்.

பயிற்சியளிக்க போதுமான அடிப்படை வசதியில்லாத மையங்களுக்குக்கூட அங்கீகாரம் தரும் பி.எஸ்.எஸ் மத்திய அரசின் சான்றிதழ் என்று விளம்பரம்செய்து நடுத்தர மக்களைக் கவர்கிறது. இப்படி ஆண்டு தோறும் லட்சக் கணக்கான மாணவர்களுக்கு தேர்வுகள் நடத்தி, பேப்பர்களை திருத்தாமலேயே பயிற்சி மையங்களிடம் சர்டிபி கேட்டுக்கு ஆயிரம், இரண்டாயிரம் என்று வசூலித்துக் கொண்டு சான்றிதழ் களை வழங்கி வருகிறது. இப்போது எல்லா மாவட்டங்களிலும் நூற்றுக்கும் மேலே பி.எஸ்.எஸ்ஸின் பயிற்சி மையங்கள் இயங்கி வருகின்றன.

துவக்கத்தில் கேட்டரிங், நர்சிங், பாரா மெடிக்கல் போன்ற பயிற்சிகளை பி.எஸ்.எஸ். வழங்கி வந்தது. இப்போது சில ஆண்டு களாக மருத்துவப் பயிற்சிகளையும் வழங்கிவருகிறது. சித்தா, ஆயுர்வேதம், யுனானி, அக்கு பங்சர், நேச்சுரோபதி போன்ற மருத்துவங்களில் டிப்ளமோ சான்றிதழ்களை வழங்குகிறது. ஆங்கில மருத்துவம் தவிர எல்லா மருத்துவங்களையும் பயிற்சி

தகவலறியும் உரிமைச் சட்டம் மூலம் தகவலளித்தல்/ பதிவஞ்சல் மூலம்

இந்திய மருத்துவம் மற்றும் ஓமியோபதித் துறை

அனுப்புநர்
பொது தகவல் அலுவலர் /
உதவி இயக்குநர்(நிர்வாகம்),
இந்திய மருத்துவம் மற்றும்
ஓமியோபதி இயக்குநரகம்,
சென்னை – 600 106.

பெறுநர்
அக்குஹீலர் அ.உமர் பாரூக்,
மாநிலச் செயலாளர்,
அக்குபஞ்சர் ஹீலர்கள் கூட்டமைப்பு,
33 ஏ, கிராம சாவடி தெரு,
தேனீ மாவட்டம்
கம்பம்,– 625 516.

ஓ.மு.எண்.11689 / திவ3 / 2013, நாள் 12.11.2013 .

அய்யா,

பொருள் : இந்திய மருத்துவம் மற்றும் ஓமியோபதி துறை–தகவலறியும் உரிமைச் சட்டத்தின் கீழ் சில தகவல்கள் கேட்டல்–தொடர்பாக.

பார்வை : அரசு கடித எண்.38140/ இம2–2/ 2013–1, நாள் 24.10.13 உடன் இணைத்தனுப்பப்பட்ட தங்களின் தகவலறியும் உரிமைச் சட்டத்தின் கீழ் பெறப்பட்ட மனு எண்.இல்லை நாள் 8.10.13.

பார்வையில் குறிப்பிட்ட தகவலறியும் உரிமைச் சட்டத்தின் கீழ் பெறப்பட்ட தங்களின் மனுவிற்கான தகவல்கள் கீழ்க்கண்டவாறு அளிக்கப்படுகிறது.

| வரிசை எண் | தகவலறியும் உரிமைச் சட்டம் மூலம் கேட்கப்பட்ட தகவல் | பதில் |
|---|---|---|
| 1. | பாரத் சேவக் சமாஜ் ( பி.எஸ்.எஸ்) நிறுவனத்திற்கு சித்த மருத்துவம், இயற்கை மருத்துவம், ஓமியோபதி, ஆயுர்வேதம் போன்ற மருத்துவங்களில் பட்டயப் பயிற்சி நடத்த அங்கீகாரம் வழங்கப்பட்டுள்ளதா? | இல்லை |
| 2. | பாரத் சேவக் சமாஜ் ( பி.எஸ்.எஸ்) நிறுவனம் வழங்கும் மருத்துவப் பயிற்சி சான்றிதழ்களைக் கொண்டு மருத்துவத்தைத் தொழிலாகச் செய்ய முடியுமா? | முடியாது |

தங்கள் நம்பிக்கையுள்ள,

பொது தகவல் அலுவலர் /
உதவி இயக்குநர்(நிர்வாகம்)

பி.எஸ்.எஸ். பற்றி இந்திய மருத்துவத் துறை

Right to Information: Visitor Page Page 1 of 1

RTI MATTER

**Government of India**
**PLANNING COMMISSION**
**(Right to Information Cell)**

**REFERENCE NO.: RTI-1996 /2013-(RTI Cell)**

YOJANA BHAVAN, SANSAD MARG
NEW DELHI -110001.

DATE: **19/7/2013**

***QUERY:*** **Seeking information under RTI Act.**

**Planning Commission**
**(Voluntary Action Cell)**

**Subject: - Information sought under RTI-Act**

This is with reference to RTI Notice No. RTI-1996 / 2013 , dated 11/07/2013 from RTI Cell, Planning Commission enclosing an RTI application of Mr. Acu Healer.A.Umar Farook, Acupunture Healers Organization, 33A, Grama Chavadi Street, CUMBUM-625516, Theni Dt. Tamilnadu. The requisite information is as under:-

1. Whether Bharat Sevak Samaj is a government body of organization?

   **No.**

2. Is it Government aided organization?

   **Not being aided by the Planning Commission, Government of India.**

3. Whether Bharat Sevak Samaj is a private organization?

   **Yes.**

15.7.13
**(R.C.Meena)**
Dy. Adviser & CPIO (VAC)

APIO, RTI-Cell, Planning Commission
PC U.O. No. M-11/15(4)/2008-VAC dated 15/07/2013

பி.எஸ்.எஸ். பற்றி திட்டக் கமிஷன்

அளிப்பதற்காக கடலூரில் தனியாக மாற்று மருத்துவப் பிரிவைத் துவங்கி, அதன் மூலம் ஆயிரக்கணக்கான மையங்களை நடத்தி வந்தது பி.எஸ்.எஸ்.

இந்திய மருத்துவங்களில் தனித்தனியான மருத்துவக்

66 / அக்குபங்சர் சட்டம் சொல்வது என்ன?

**ORDER OF INJUNCTION**

**BEFORE THE HONOURABLE MUNSIFF'S COURT, THIRUVANANTHAPURAM**

I.A. No. 5645 of 2011 in O.S. No.1301 of 2011

PETITIONER/PLAINTIFF

M/s Bharath Sevak Samaj, Kerala Pradesh, a Society registered under the Travancore-Cochin Literary Scientific and Cultural Societies Registration Act. Act XII of 1955 having its head quarters at Sadbhavana Bhavan, Post Office Road, Kowdiar P.O, Thiruvananthapuram represented by itsGeneral Secretary Sri.B.S.Balachandran S/o E.K.Bhaskaran, aged 56residingat House No.23. Brahmin's Colony, Kowdiar P.O, Thiruvananthapuram who is legally empowered to represent the Society.

**By Adv: K.G.Baburaj**

COUNTER -PETITONER/ DEFENDANT

Sri.Shibu Albert, S/o K.S.Albert, aged about 45, residing at Shibu Cottage, Darshan Nagar, Peroorkada P.O, Thiruvananthapuram District from EVRA 423, Eswaravilasom Road, Vazhuthakkad, Thiruvananthapuram -14

To,

The counter-petitioner/ defendant

Petitioner/plaintiff has filed this petition to pass an order of temporary injunction restraining the counter-petitioner/defendant from using the name, logo, certificates websites, other facilities etc. of the plaintiff any further till the disposal of the suit.

Heard and perused the records. Seen that if notice is ordered it will defeat the purpose of injunction. Therefore ad-interim injunction ordered till further orders, that the respondent is restrained from using the name logo certificates, websites and other facilities of the plaintiff. Comply with proviso to Order 39 Rule 3C.P.C .File affidavit. Issue urgent notice also to 8/8/2011

You, the above said counter-petitioner/defendant are restrained from using the name logo, certificates, websites and other facilities of the plaintiff until further orders, as ordered above.

Dated this the 22nd day of July 2011. (By Order)

பி.எஸ்.எஸ்ஸின் நீதிமன்ற மனு

கவுன்சில்களின் அங்கீகாரம் பெற்ற பிறகு தான் அப்பயிற்சிகளை பல்கலைக்கழகங்களே நடத்த முடியும். ஆனால் எந்த விதமான அங்கீகாரமும் பெறாமல், அரசிற்கும் தெரியாமல் சான்றிதழ்களை வழங்குகிறது இந்த அமைப்பு. சில ஆண்டுகளுக்கு முன்பு கர்நாடகா நர்ஸிங் கவுன்சில் பி.எஸ்.எஸ்.ஸின் மீது வழக்கு தொடர்ந்தது. நர்சிங் கவுன்சில் அங்கீகாரம் இல்லாமல் நர்ஸிங் பயிற்சிகளை வழங்கக்கூடாது என்று கர்நாடக உயர்நீதிமன்றம்

உத்தரவிட்டது. (தீர்ப்பு எண்: 18036 — 2009). அதற்குப் பின்பும் மேற்கண்ட பயிற்சிகளை வழங்கியது பி.எஸ்.எஸ். அதன் பிறகு இந்திய நர்ஸிங் கவுன்சில் பி.எஸ்.எஸ். அமைப்பு இந்தியாவில் நர்ஸிங் பயிற்சிகளை நடத்தக் கூடாது என்று உத்தரவிட்டுள்ளது. (கோப்பு எண்: 1—5 (GB) 2011 ). உயர்நீதி மன்றம், அரசு நர்சிங் கவுன்சில் உத்தரவுகளை மீறி பி.எஸ்.எஸ். இப்போது வரை அப்பயிற்சிகளை நடத்தி வருகிறது.

அதே போல, அக்குபங்சர் மருத்துவத்தில் பட்டம் போன்று தோற்றமளிக்கும் சர்டிபிகேட்டுகளை வழங்கி வருகிறது பி.எஸ்.எஸ். மருத்துவத்தில் எம்.டி. என்ற படிப்பு எட்டு ஆண்டுகள் கல்லூரியில் படித்த பின்பு வழங்கப்படும். ஆனால் பி.எஸ்.எஸ். எம்.டி.அக்குபங்சர் என்ற (மாஸ்டர் டிப்ளமோ) சர்டிபிகேட்டையும், பி.எட். (பேசிக் எஜூகேசன்) சர்டிபிகேட்டையும் வழங்கி வருகிறது. அக்குபங்சரில் மட்டும் இதுபோன்ற சான்றிதழ்களை 25,000 ற்கும் மேற்பட்டவர்களுக்கு இதுவரை வழங்கியிருக்கிறது.

பி.எஸ்.எஸ். வழங்கும் சான்றிதழ்களில் மூன்று ஆண்டுகளுக்கு முன்பு வரை மத்திய அரசின் லோகோ இடம்பெற்றிருந்தது. இப்போது அரசு முத்திரை இல்லாமல் சர்டிபிகேட்டுகளை அச்சடித்துத் தருகிறது பி.எஸ்.எஸ்.

## பி.எஸ்.எஸ்.அரசு அமைப்பா?

பாரத் சேவக் சமாஜ் என்று அழைக்கப்படும் பி.எஸ்.எஸ் அரசு அமைப்பா? தனியார் அமைப்பா? என்ற குழப்பம் பலருக்கு இன்னும் நீடிக்கிறது.

பி.எஸ்.எஸ். அரசு அமைப்பா? இல்லயா? என்பதை மூன்று விஷயங்கள் மூலம் நாமே தெரிந்து கொள்ளலாம்.

- ஒரு அரசு அமைப்பின் இயக்குநர் அல்லது தலைவர் அரசால் நியமிக்கப்பட்ட வராகவும், அரசு ஊதியம் பெறுபவராகவும், கெஜெட்டட் ரேங்க் அதிகாரியாகவும் இருப்பார். பி.எஸ்.எஸ்.சின் தலைவரோ, செயலாளரோ இப்படிப்பட்டவர் இல்லை.
- அரசு ஏற்படுத்தும் ஒரு அமைப்பு மாநில, மத்திய அரசு களின் பதிவுபெற வேண்டிய அவசியமில்லை. உதாரணமாக மத்திய அரசின் தொழில் நுட்பத்துறை ஏற்படுத்திய அமைப்பு NCVT. ஐ.டி.ஐ. மூலமாக தொழிற்கல்வி வழங்கும் அமைப்பு. இதை அறக்கட்டளையாகவோ, சங்கமாகவோ

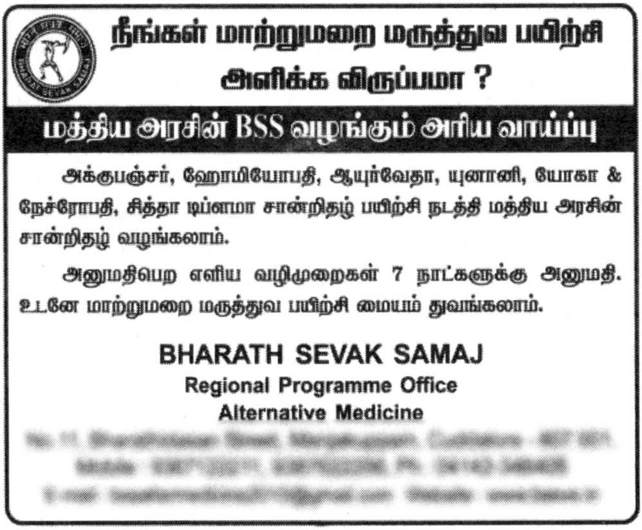

நீங்கள் மாற்றுமறை மருத்துவ பயிற்சி
அளிக்க விருப்பமா ?
மத்திய அரசின் BSS வழங்கும் அரிய வாய்ப்பு

அக்குபஞ்சர், ஹோமியோபதி, ஆயுர்வேதா, யுனானி, யோகா & நேச்ரோபதி, சித்தா டிப்ளமா சான்றிதழ் பயிற்சி நடத்தி மத்திய அரசின் சான்றிதழ் வழங்கலாம்.

அனுமதிபெற எளிய வழிமுறைகள் 7 நாட்களுக்கு அனுமதி. உடனே மாற்றுமறை மருத்துவ பயிற்சி மையம் துவங்கலாம்.
BHARATH SEVAK SAMAJ
Regional Programme Office
Alternative Medicine

மத்திய அரசின் பெயரைப் பயன்படுத்தும் பி.எஸ்.எஸ்.

பதிவு செய்ய வேண்டிய அவசியமில்லை. ஏனென்றால் அரசாணை மூலம் நிறுவப்பட்ட அரசின் அமைப்புகள் இப்படி பதிவு பெற வேண்டிய அவசியமில்லை. தனியார் அமைப்புகள் மட்டும்தான் பதிவு செய்ய வேண்டும். பி.எஸ்.எஸ் கேரள அரசின் சங்கப்பதிவுச் சட்டத்தின் கீழ் பதிவு செய்துகொண்டுள்ள ஒரு என்.ஜி.ஓ. ஆகும்.

❖ அரசின் கீழ் வரும் அமைப்பு என்றால் தகவல் அறியும் உரிமைச் சட்டத்தின் கீழ் ஒரு அதிகாரி அந்த அமைப்பில் பணிபுரிவார். உதாரணமாக அரசால் ஏற்படுத்தப்பட்ட ஒரு பல்கலைக் கழகத்தில் தகவல் அதிகாரி இருப்பதை நீங்கள் பார்க்க முடியும். பி.எஸ்.எஸ்.ஸில் இப்படி ஒரு துறையோ, அதிகாரியோ இல்லை.

...மேற்கண்டவற்றின் மூலம் பி.எஸ்.எஸ் ஒரு தனியார் அமைப்புதான் என்பதைப் புரிந்து கொள்ள முடியும். ஒரு சங்கம் அல்லது அறக்கட்டளை பயிற்சி அளித்து சான்றிதழ் வழங்கக் கூடாதா? என்று தோன்றலாம். அப்படி வழங்கும் உரிமை இருக்கிறது என்றால் நம் ஊரில் செயல்படும் நடிகர்களுக் களுக்கான ரசிகர் மன்றங்கள், வியாபாரிகளின் சங்கங்கள் அனைத்தும் பதிவுபெற்ற சங்கங்கள் தான். இவைகளும் சான்றிதழ் வழங்க முடியுமா?

மற்ற சங்கங்களுக்கும், பி.எஸ்.எஸ்.சிற்கும் ஒரே ஒரு வேறுபாடுதான். இந்த அமைப் பைத் துவக்கியது முன்னாள் பிரதமர் என்பது தான்..

## பி.எஸ்.எஸ்.பயிற்சிகளின் குழப்பங்கள்

- எட்டாயிரத்திற்கும் மேற்பட்ட பயிற்சி மையங்களைக் கொண்டு இயங்கும் பி.எஸ்.எஸ், அங்கீகாரம் வழங்கும் போது எந்த ஒரு கல்வி விதிமுறைகளையும் பின்பற்றுவதில்லை. பி.எஸ்.எஸ் நடத்தும் பயிற்சிகளுக்கான பாடத்திட்டம் மையப்படுத்தப் படவில்லை. ஒவ்வொரு பயிற்சி மையமும் ஒவ்வொரு பாடத்தை வைத்துக் கொள்கி றார்கள்.
- பி.எஸ்.எஸ் துவங்கி இந்த அறுபது ஆண்டுகளில் 8000 பயிற்சி மையங்களில் படித்த எந்த ஒரு மாணவரும் பெயில் ஆனதில்லை. (கின்னஸ் புத்தகத்தில் இடம் பெறும் சாதனை). பல்கலைக்கழகப் பயிற்சி மையத்தில் பயிலும் மாணவர்கள் அனைவருமே தேர்ச்சி அடைவதில்லை. அவர்களுக்கான மறு தேர்வு, மறு கூட்டல், மறு திருத்தல், விடைத்தாள் நகல் பெறுதல் போன்ற கல்வி உரிமைகள் இல்லாத ஒரே நிறுவனம் உலகிலேயே இது மட்டும்தான்.
- அரசு நேரடியாக மருத்துவக் கல்லூரிகளை நடத்தி வரும் மருத்துவ முறைகளான ஆயுர் வேதம், ஹோமியோபதி, இயற்கை மருத்துவம் போன்றவற்றில் முறையான அரசு, கவுன்சில்களின் அனுமதியின்றி டிப்ளமோ பயிற்சிகளை நடத்தி வருகிறது.
- அக்குபங்சர் பயிற்சிகளில பட்டங்கள் போன்று தோற்றமளிக் கும் எம்.டி, பி.எட். போன்ற சான்றிதழ்களையும் வழங்கி வருகிறது.
- சில ஆண்டுகளுக்கு முன்பு வரை பி.எஸ்.எஸ்.வழங்கும் சான்றிதழ்களில் மத்திய அரசின் ராஜ முத்திரை இடம் பெற்று வந்தது. பின்பு அரசுச் சின்னம் நீக்கப்பட்டது.
- இந்திய பாராளுமன்றத்தின் திட்டக்கமிஷனால் பி.எஸ்.எஸ். துவங்கப்பட்டது என்றும், அது ஒரு அரசு அமைப்பு என்றும் இத்தனை ஆண்டுகளாகச் சொல்லப்பட்டுள்ளது. ஆனால், பாராளுமன்றத்தில் இயங்கும் திட்டக்கமிஷன் இதனை மறுத்துள்ளது. பி.எஸ்.எஸ்.ஒரு தனியார் அமைப்புத்தான் என்பதை திட்டக்கமிஷன் உறுதிப்படுத்தியுள்ளது.

பி.எஸ்.எஸ்.சின் இவ்வளவு விரிவான மோசடிகளுக்குப்

பிறகும் அதன் மீது நடவடிக்கை எடுக்கப்படாததன் ரகசியம் என்ன தெரியுமா?

இந்த நிறுவனங்களில் பணக்கார மாணவர்கள் எப்போதும் படிக்க மாட்டார்கள். அரசு பல்கலைக்கழகங்களிலோ, மருத்துவக் கல்லூரிகளிலோ, அரசு பாரா மெடிக்கல் நிறுவனங்களிலோ இடம் கிடைக்காத நடுத்தர வர்க்க மக்கள் மற்றும் ஏழை மக்களின் பிள்ளைகள் தான் இங்கு படித்து வருபவர்கள். ஒரே ஒரு பணக்கார மாணவன் இருந்தால்கூட, இந்த பிரச்சினை எப்போதோ முடிந்திருக்கும்.

2016 ஆம் ஆண்டில் திண்டுக்கல் மாவட்டத்தில் நர்சிங் கவுனசில் அனுமதி பெறாத பாராமெடிக்கல் நிறுவனங்களை ஆய்வுசெய்த மாவட்ட ஆட்சித்தலைவர் பி.எஸ்.எஸ். நிறுவனங்களை மாவட்டம் முழுவதும் சீல் வைக்க உத்தரவிட்ட செய்தி எல்லா நாளிதழ்களிலும் வெளிவந்தது. இது போன்று மாவட்ட அளவில் அதிகாரிகளின் ஆர்வத்தின் அடிப்படையில் எடுக்கப்படும் நடவடிக்கைகள் தவிர, ஒருங்கிணைந்த அளவில் மத்திய அரசோ, மாநில அரசோ நடவடிக்கைகளை இதுவரை எடுக்கவில்லை.

2010 ஆம் ஆண்டில் இந்தியாவில் இயங்கும் அங்கீகரிக்கப் பட்ட பல்கலைக்கழகங்களுக்கு இந்திய அரசின் யுனிவர்சிடி கிராண்ட் கமிஷன் சில கட்டுபாடுகளை விதித்தது.

- மாநில அரசால் ஏற்படுத்தப்பட்ட அரசு பல்கலைக் கழகங்கள் தங்களுக்கென ஒதுக்கப்பட்டுள்ள மாநில எல்லைக்குள் தங்கள் கல்வி நிறுவனங்களை வைத்துக் கொள்ள வேண்டும். நிர்ணயிக்கப்பட்டுள்ள எல்லையை மீறி கல்வி நிறுவனங்கள் உருவாக்கப்பட்டால் யு.ஜி.சி பல்கலைகழகத்தின்மீது நடவடிக்கை எடுக்கும்.

- தொலைநிலைக்கல்வி மையங்களை நடத்தும் அரசு பல்கலைக்கழகங்கள் தங்கள் பல்கலைக்கழகம் அமைந்துள்ள மாநிலத்திற்குள் மட்டுமே பயிற்சி மையங்களை நடத்த வேண்டும். பிற மாநிலங்களுக்குள் பயிற்சி மையங்களை ஏற்படுத்தக் கூடாது.

- நிகர்நிலை பல்கலைக்கழகங்கள் பல்கலைக்கழக வளாகத்தில் மட்டும் தான் தொலைநிலைக் கல்வி பயிற்சிகளை வழங்க வேண்டும். பிற நிறுவனங்களுக்கு பயிற்சி மைய அங்கீகாரம் வழங்கக்கூடாது.

- ❖ இந்தியாவில் அமைந்திருக்கும் எந்த ஒரு பல்கலைக் கழகமும் தொலைநிலைக் கல்வியை வெளிநாடுகளில் பயிற்சி மையம் அமைத்து நடத்தக் கூடாது.

...முறைப்படி அங்கீகாரம் பெற்று, அரசாலும் — கல்வி நிறுவனங்களாலும் உருவாக்கப்பட்ட பல்கலைக்கழகங்களுக்கு இவ்வளவு விதிமுறைகள் அறிவிக்கப்பட்டுள்ளன. ஆனால், பி.எஸ்.எஸ். போன்ற தனியார் அமைப்புகளுக்கு எந்த விதி முறையும் இல்லை. கேரளாவில் இருந்து கொண்டு இந்தியாவின் எந்த மூலையிலும் பயிற்சி மையத்தை துவங்குகிறது பி.எஸ்.எஸ்.

இரண்டு ஆண்டுகளுக்கு முன்பு, அனுமதிக்கப்பட்டதை அதிக அளவில் ஆராய்ச்சி பட்டங்களை வழங்கிய காரணத்திற்காக மேகாலயாவில் இருக்கும் சி.எம்.ஜெ பல்கலைக்கழகத்தின் அங்கீகாரத்தை ரத்து செய்தது இந்திய அரசின் யு.ஜி.சி. மேகாலயா அரசின் கவர்னர் பல்கலைக்கழகத்தின் சட்ட அங்கீகாரத்தை ரத்து செய்து உத்தரவிட்டார். ஒரு மாநில அரசின் சட்ட சபை யின் மூலம் அங்கீகரிக்கப்பட்ட பல்கலைக்கழகத்திற்கே இந்த நிலை என்றால், எந்த கல்வி விதிமுறையையும் பின்பற்றாத பி.எஸ்.எஸ்.போன்ற அமைப்புகள் என்ன ஆகும்?

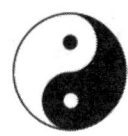

# எக்ஸ்டெர்னல் தெரபிஸ்ட் சான்றிதழ்கள்

அக்குபங்சர் மருத்துவத்துறையில் புதிதாகப் பேசப்படும் விஷயமாக எக்ஸ்டெர்னல் தெரபிஸ்ட் பயிற்சி இருக்கிறது. இப்பயிற்சியை வழங்குவது எந்த அமைப்பு?, இது சட்டப் பூர்வமான பயிற்சிதானா? போன்ற விஷயங்களை அறிந்து கொள்ளலாம்.

மரபுவழி மருத்துவத்துறையில் குறிப்பாக அக்குபங்சர் கல்வியில் பல்வேறு அமைப்புகளின் பெயர்கள் திடீரென்று விளம்பரப்படுத்தப்படுவதும், பின்பு அப்பெயர்கள் மறைந்து விடுவதும் நடக்கும். இலங்கைப் பல்கலைக்கழகம், பி.எஸ்.எஸ். கல்கத்தா நிறுவனங் களின் வரிசையில் இப்போது எக்ஸ்டெர்னல் தெரபிஸ்ட் சான்றிதழ் பற்றிப் பேசப்படுகிறது.

இந்தச் சான்றிதழ் என்பது லைசென்ஸ் என்றும், இது இல்லா மல் அக்குபங்சர் பிராக்டிஸ் செய்ய முடியாது என்றும் விளம்பரம் செய்யப்பட்டு வருகிறது. இது உண்மையா? என்று அறிய மத்திய அரசின் இணையம் மூலம் ஆவணங்கள் பெற்றோம். அதிலிருந்து சில விஷயங்கள்:

எக்ஸ்டெர்னல் தெரபிஸ்ட் என்ற இப்பயிற்சியை வழங்கு வது மத்திய அரசின் தொழிலாளர் நலம் மற்றும் வேலை வாய்ப்புத் துறையின் கீழ் இயங்கும் NCVT (NATIONAL COUNCIL FOR VOCATIONAL TRAINING) அமைப்பு. இதில் 72 பிரிவுகளில் 1422 பயிற்சிகள் வழங்கப்பட்டு வருகின்றன. தனிநபரின் தொழில் திறனை ஊக்குவிக்கும் நோக்கத் தோடு இப்பயிற்சிகள் திட்டமிடப் படுகின்றன. எக்ஸ்டெர்னல் தெரபிஸ்ட் என்ற

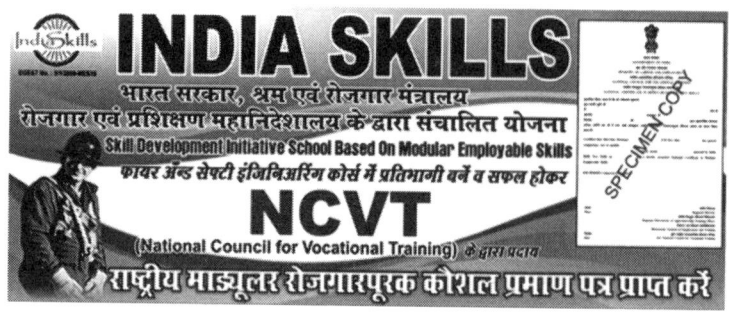

பெயரில் அக்குபங்சர் அடிப்படைப் பயிற்சி வழங்கப்படுகிறது.

ஏற்கனவே ஐ.டி.ஐ. மூலம் வழங்கப்படும் பல்வேறு தொழிற்படிப்புகளுக்கும் இதே NCVT தான் சான்றிதழ் களை வழங்கி வருகிறது. இந்த அமைப்பு அரசு அமைப்புதான் என்பதில் எவ்வித சந்தேகமும் இல்லை. ஆனால் இதன் பயிற்சிகள் பற்றிய விளம்பரங்கள் பல்வேறு பொய்களை முன்வைக்கின்றன. அக்குபங்சரில் எந்தப் படிப்பு படித்திருந்தாலும் NCVT சான்றிதழ் இன்றி பிராக்டிஸ் செய்ய முடியாது என்பது அதில் ஒன்று. உண்மையில் பத்தாம் வகுப்பு கல்வித் தகுதியின் கீழ் வழங்கப்படும் இப்பயிற்சிகள் அக்குபங்சர் அஸிஸ்டெண்ட் பயிற்சி ஆகும். இது லைசென்ஸ் இல்லை. பல்கலைக்கழகங்களில் அக்குபங்சர் பயிற்சி பெற பத்தாம் வகுப்புத் தேர்ச்சியும், அதற்கு மேலும் கல்வித்தகுதி தேவைப்படும் நிலையில் NCVT பயிற்சி உதவியாளர் பயிற்சியாகவே அறிமுகம் செய்யப்பட்டுள்ளது.

உதாரணமாக இயற்கை மருத்துவக் கல்வியை ஐந்தரை ஆண்டுகள் எம்.ஜி.ஆர்.மருத்துவப் பல்கலைக்கழகம் வழங்குகிறது. இதே இயற்கை மருத்துவத்தில் NCVT யும் குறுகியகாலப் பயிற்சியை வழங்குகிறது. பல்கலைக்கழகத்தில் பட்டம் பெற்ற மருத்துவருக்கு தொழில் முறை உதவியாளராக NCVT சான்றிதழ் பெற்றவர் பணியாற்றலாமே தவிர, அவர் மருத்துவர் இல்லை. NCVT வழங்குவது லைசென்ஸ் என்றால் பல்கலைக்கழகத்தில் பட்டம் பெற்ற இயற்கை மருத்துவர்களும் NCVT சான்று பெற்றுத்தான் பிராக்டிஸ் செய்ய முடியுமா? அதே போல அண்ணா பல்கலைக்கழகம் நான்காண்டு பொறியியல் பட்டப் படிப்பை வழங்குகிறது. NCVT குறுகிய கால பொறியியல் படிப்பை வழங்குகிறது. இவற்றில் யார் பொறியாளர்? யார் உதவியாளர்? என்பது புரிகிறதல்லவா? பி.எஸ்.எஸ்.போன்ற தனியார் அமைப்புகளின் சான்றிதழ்களைவிட NCVT சான்றிதழ்கள் தகுதியுள்ளவை. அதே நேரத்தில் இவை பல்கலைக் கழக

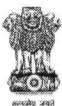

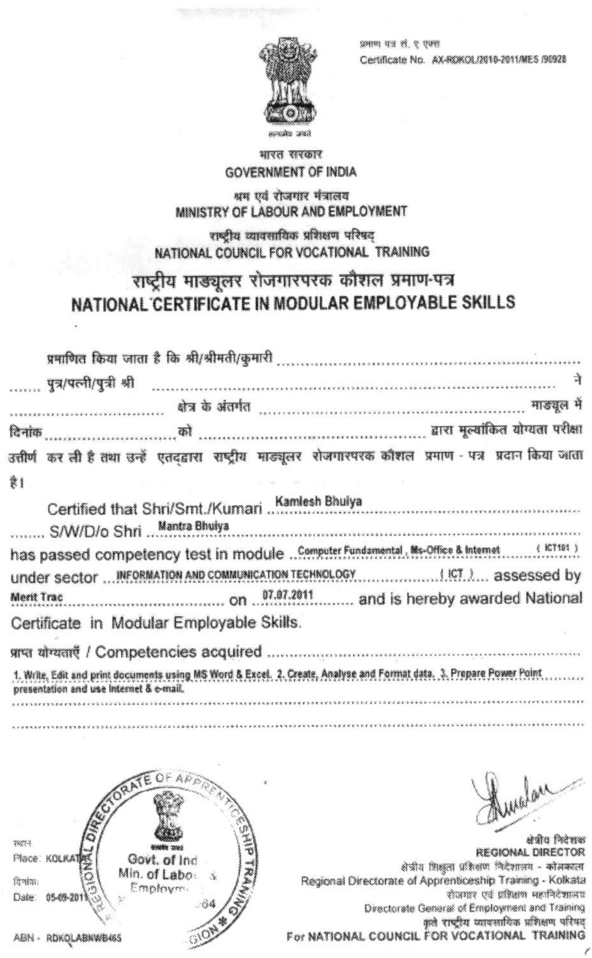

प्रमाण पत्र सं. ए एफ़ा
Certificate No. AX-RDKOL/2010-2011/MES /90928

सत्यमेव जयते

भारत सरकार
GOVERNMENT OF INDIA

श्रम एवं रोजगार मंत्रालय
MINISTRY OF LABOUR AND EMPLOYMENT

राष्ट्रीय व्यावसायिक प्रशिक्षण परिषद्
NATIONAL COUNCIL FOR VOCATIONAL TRAINING

राष्ट्रीय माड्यूलर रोजगारपरक कौशल प्रमाण-पत्र
NATIONAL CERTIFICATE IN MODULAR EMPLOYABLE SKILLS

प्रमाणित किया जाता है कि श्री/श्रीमती/कुमारी .................................................. पुत्र/पत्नी/पुत्री श्री .................................................. ने .................................. क्षेत्र के अंतर्गत .................................................. माड्यूल में दिनांक .............................. को .................................................. द्वारा मूल्यांकित योग्यता परीक्षा उत्तीर्ण कर ली है तथा उन्हें एतद्द्वारा राष्ट्रीय माड्यूलर रोजगारपरक कौशल प्रमाण - पत्र प्रदान किया जाता है।

Certified that Shri/Smt./Kumari Kamlesh Bhuiya S/W/D/o Shri Mantra Bhuiya has passed competency test in module Computer Fundamental, Ms-Office & Internet ( ICT101 ) under sector INFORMATION AND COMMUNICATION TECHNOLOGY ( ICT ) assessed by Merit Trac on 07.07.2011 and is hereby awarded National Certificate in Modular Employable Skills.

प्राप्त योग्यताएँ / Competencies acquired ..................................................

1. Write, Edit and print documents using MS Word & Excel. 2. Create, Analyse and Format data. 3. Prepare Power Point presentation and use Internet & e-mail.

स्थान
Place: KOLKATA

दिनांक
Date: 05-09-2011

ABN - RDKOLABNWB465

REGIONAL DIRECTORATE OF APPRENTICESHIP TRAINING
Govt. of India
Min. of Labour & Employment

क्षेत्रीय निदेशक
REGIONAL DIRECTOR
क्षेत्रीय शिक्षुता प्रशिक्षण निदेशालय - कोलकाता
Regional Directorate of Apprenticeship Training - Kolkata
रोजगार एवं प्रशिक्षण महानिदेशालय
Directorate General of Employment and Training
कृते राष्ट्रीय व्यावसायिक प्रशिक्षण परिषद्
For NATIONAL COUNCIL FOR VOCATIONAL TRAINING

சான்றிதழ்களுக்கும்மேல் என்று விளம்பரம் செய்யப்படுவதில் உண்மையில்லை.

எக்ஸ்டெர்னல் தெரபிஸ்ட் பயிற்சி முடித்தவர்கள் கீழ்க்கண்ட நோய்களுக்கு மட்டுமே உதவி செய்ய முடியும் என்று NCVT தன்னுடைய விவரப் புத்தகத்திலேயே குறிப்பிட்டுள்ளது. அவற்றின் பட்டியல்:

தலைவலி, கழுத்து வலி, இடுப்பு வலி, தோள்பட்டை வலி, செரிமானக் கோளாறுகள், வயிற்றுப் போக்கு, குடற்புண், மலச்சிக்கல், குதிங்கால் வலி, தூக்கமின்மை, உடற்பருமன், மூட்டு வலி போன்ற நிலைகளில் உதவலாம்.

பல்கலைக்கழகங்களில் சேர்ந்து அக்குபங்சர் பயிலும் அளவிற்கு கல்வித்தகுதி இல்லாதவர்கள் மத்திய அரசின் NCVT வழங்கும் குறுகியகாலப் பயிற்சியில் சேர்ந்து சான்று பெறலாம். இந்தியாவில் உள்ள பல தனியார் பயிற்சிச் சான்றிதழ்களை விட NCVT சான்றிதழ்கள் அங்கீகாரம் பெற்றவை. முறையான கல்வி நிறுவனங்களை அடையாளம் கண்டு பயிற்சி பெறலாம்.

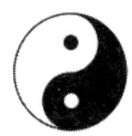

# அக்குபங்சர் சிகிச்சையும், கெஜெட் வெளியீடும்

'தமிழ்நாடு அக்குபங்சர் கவுன்சில்' என்ற பெயரிலும், 'கவுன்சில் ஆஃப் இண்டியன் அக்குபங்சரிஸ்ட்ஸ்' என்ற பெயரிலும் இயங்கும் அமைப்புகள் அரசால் ஏற்படுத்தப்பட்டு அக்கு பங்சரிஸ்ட்டுகளுக்கு பதிவு வழங்கி வருவதாக பல தகவல்கள் பரப்பப் படுகின்றன.. இந்த அமைப்புகளில் பதிவு செய்யும் உறுப்பினர்களின் (ஒரு அமைப்பில் பதிவுக் கட்டணம் ரூ.25,000, இன்னொன்றில் ரூ.5000) பெயரை தமிழ்நாடு அரசு மற்றும் மத்திய அரசு கெஜெட்டில் வெளியிடுவதாகவும் கூறினார்கள். பொதுவாக அமைப்புகள் குறித்தும், கெஜெட் வெளியீடு குறித்தும் ஒவ்வொரு அக்குபங்சரிஸ்ட்டும் அறிந்து கொள்வது அவசியமாகும்.

ஒரு மாநில அரசு மருத்துவக் கவுன்சில் ஒன்றை ஏற்படுத்த வேண்டுமென்றால் முதலில் சட்ட வரைவின் மாதிரி தயார் செய்யப்பட்டு, சட்டசபையில் தாக்கல் செய்யப்படும். அதன் பின் கவுன்சிலுக்கான முழு சட்ட திட்டங்களும் தயார் செய்யப்பட்டு சட்டமன்றத்தின் அங்கீகாரத்தோடு அந்த அமைப்பு நிறுவப்படும். சட்டமன்றக்கூட்டம் இல்லாத இடைக் காலத்தில் எடுக்கப்படும் முடிவுகள் அரசு ஆணைகள் மூலம் நிறைவேற்றப்பட்டு, அங்கீகாரம் அளிக்கப்படும். இதே போன்று தான் மத்திய கவுன்சிலுக்கும் விதிகள். சட்ட மன்றத்திற்குப் பதில் பாராளுமன்றம். இதுதான் ஒரு கவுன்சில் உருவாக்கப்படுகிற முறை. ஒரு தனி நபரோ அல்லது சில நபர்களோ இணைந்து உருவாக்குகிற அமைப்பிற்கு கவுன்சில் என்று பெயர் வைக்கக் கூடாது. இந்த அடிப்படையில்தான் நாம் நடத்தி வந்த மரபுமுறை

*egistered No. WB/SC-247*  No. WBPart-IV/665AR

# The
# Calcutta Gazette

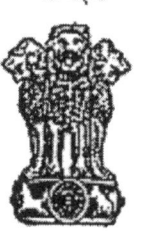

*Extraordinary*
**Published by Authority**

| ALOUNA 9| WEDNESDAY, FEBRUARY 28, 1996 | SAKA 11

**ART IV**—Bills introduced in the West Bengal Legislative Assembly; Reports of Select Committee presented or to be presented to that Assembly, and Bills published before introduction in the Assembly.

**GOVERNMENT OF WEST BENGAL**
**LAW DEPARTMENT**
*Legislative*
**NOTIFICATION**

No. 422-L—28th February, 1996.—The Governor having been pleased to order, under rule 66 of the Rules of Procedure and Conduct of Business in the West Bengal Legislative Assembly, the publication of following Bill, together with the Statement of Objects and Reasons and the Financial Memorandum which accompany it, in the *Calcutta Gazette*, the Bill, the Statement of Objects and Reasons and the Financial Memoranda are accordingly hereby published for general information.

**Bill No. 14 of 1996**

**THE WEST BENGAL ACUPUNCTURE SYSTEM OF THERAPY BILL, 1996.**

## A
## BILL

*to provide for the development of the Acupuncture system of therapy, to regulate the teaching and practice thereof and to deal with certain other connected matters.*

---

The Acupuncture is also a system of therapy approved by the Govt. of West Ben e No. 14 of 1996, Dt. 28.2.1996.

அக்குபங்சர் கவுன்சில் என்ற அமைப்பை அரசு விதிகளின் படி கலைத்துவிட்டு, அக்குபங்சர் ஹீலர்கள் கூட்டமைப்பு என்று மாற்றியிருக்கிறோம்). அரசு கவுன்சில் மாதிரியான பெயரை வைத்துக்கொண்டு ஒரு தனிநபர் துவக்கும் அமைப்பு எக்காலத்திலும் கவுன்சில் ஆக முடியாது.

78 / அக்குபங்சர் சட்டம் சொல்வது என்ன?

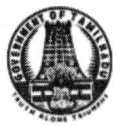

**TAMIL NADU GOVERNMENT GAZETTE**

PUBLISHED BY AUTHORITY

No. 28A] CHENNAI, WEDNESDAY, JULY 27, 2011
Aadi 11, Thiruvalluvar Aandu–2042

## Part VI–Section 4
(Supplement)

**Advertisements by private individuals and private institutions.**

**TAMIL NADU ACUPUNCTURE COUNCIL**

The executive committee has been authorised as per the bye-laws and as per the resolution in the general body meeting held on 13th September 2010. The following new members have been approved and enrolled in the Register of Tamil Nadu Acupuncture Council as Registered Acupuncturists. This is the 9th list of the council in continuation of the list published in the *Tamil Nadu Government Gazette*, dated 25th August 2010 in Part VI—Section 4 (Supplement):—

**Name of the Acupuncturists - 2011**

317 Dr. P. MARIVIJAYASEKARA MOORTHY,
son of Palaniswami,
No. 7/192, Thuraiswamypuram,
5th Street, Sayalkudi,
Ramnad District.

318 Dr. N. SAKTHIVEL,
son of Rajan,
No. 46, Kalathipillai Street,
Sowcarpet,
Chennai-600 079.

319 Dr. ASHOK S. DESAI,
son of Shiva Rao Suendra Rao Desai,
No. 29, II Cross,
Govi Nayakana Hally,
Kumaraswamy Layout,
Bangalore-560 078.

321 Dr. GOVINDA RAJULU,
son of Muthukrishnan,
F-58, Ist Floor,
Pallavaram,
Chennai-600 043.

322 Dr. KOTHANDARAMAN, K.,
son of Krishnamachari,
A-402, Giri Aptts,
J.P. Nagar Phase II,
Bangalore-560 078.

323 Dr. MUBARAK AHMED SHAREEFF,
son of Iqbal Ahmed Shareiff,
Madani Clinic, Main Road,
Holawanahalli,
Tumkur-572-121.

அக்குபங்சருக்கான கவுன்சில் உருவாக்கப்பட்டிருந்தால் அது குறித்த அரசு ஆணை வெளியிடப்பட்டிருக்கும். அப்படி ஒரு ஆணையும் தமிழ்நாட்டிலோ அல்லது மத்திய அரசிலோ இதுவரை வெளியிடப்படவில்லை. உதாரணமாக மேற்கு வங்க மாநிலத்தில் அக்குபங்சருக்கான அரசு கவுன்சில் ஒன்று *1996* ஆம் ஆண்டில் அமைக்கப்பட்டது. அப்போது மேற்கு வங்க அரசால் அரசாணை வெளியிடப்பட்டு அரசு கெஜெட்டிலும் அந்த அரசாணை (எண்:*14, 1996*) வெளியிடப்பட்டுள்ளது. ஒரு அரசு கவுன்சில் மாநில அரசால் இப்படித்தான் நிறுவப்படும்.

ஆனால் தமிழ் நாட்டிலும் , இந்தியாவிலும் அக்குபங்சர் கவுன்சில் குறித்த அரசு ஆணையோ, அரசு குறிப்போ, கெஜெட் அறிவிப்போ இது வரை வெளியிடப்பட்டதில்லை. அப்படி இருக்கும் போது அரசு கவுன்சில் செயல்பட வாய்ப்பே இல்லை.

# COUNCIL OF INDIAN ACUPUNCTURISTS

(Regd. by Govt. of Puducherry)

31& 32, Raja Gowri Nagar, Koravallimedu,
Mathikrishnapuram, Puducherry - 607 402.

## MEMBERSHIP APPLICATION

அப்படி ஒரு அக்குபங்சர் கவுன்சில் அரசால் உருவாக்கப் படவும் இல்லை.

தமிழ்நாட்டில் செயல்படும் தமிழ்நாடு அக்குபங்சர் கவுன்சில் என்ற அமைப்பு தஞ்சாவூரில் உள்ள சில நபர்களால் அமைக்கப்பட்ட சங்கம் ஆகும். சங்கம் அமைப்பதற்கு 11 உறுப்பினர்களும், பதிவுக்கட்டணமும் இருந்தால் போதும். யார் வேண்டுமானாலும் சங்கத்தை தங்கள் மாவட்டத்திலேயே பதிவு செய்யலாம். நம்மூரில் செயல்படும் பூக்கடை வியாபாரிகள் சங்கம் முதல் ரசிகர் மன்றங்கள் வரை சங்கப்பதிவு சட்டங்களின் படி பதிவு செய்யப்பட்ட சங்கங்கள் ஆகும். ( தமிழக அரசில் பதிவு செய்யப்படும் சங்கங்கள் 1975 ஆம் ஆண்டு சட்டப்படியும், மத்திய அரசில் பதிவு செய்யப்படும் சங்கங்கள் 1860 ஆம் ஆண்டு சட்டப்படியும் பதிவு செய்யப்படுகின்றன.) இப்படி பதிவு செய்யப்பட்ட ஒரு தனியார் சங்கத்தின் பெயர் தான்

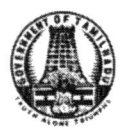

## TAMIL NADU GOVERNMENT GAZETTE

PUBLISHED BY AUTHORITY

No. 33A]  CHENNAI, WEDNESDAY, AUGUST 25, 2010
Aavani 9, Thiruvalluvar Aandu–2041

### Part VI—Section 4
(Supplement)

Advertisements by private individuals and private institutions.

**TAMIL NADU ACUPUNCTURE COUNCIL**

The executive committee has been authorised as per the bye-laws and as per the resolution in the general body meeting held on 10th July 2010. The following new members have been approved and enrolled in the Register of Tamil Nadu Acupuncture Council as Registered Acupuncturist. This is the 8th list of the council in continuation of the list published in the Tamil Nadu Government Gazette, dated 21st October 2009 in Part VI—Section 4 (Supplement):—

NAME OF THE ACUPUNCTURISTS

'தமிழ்நாடு அக்குபங்சர் கவுன்சில்'. மற்றபடி இதற்கும் தமிழக அரசிற்கும் எந்த ஒரு தொடர்பும் கிடையாது.

அதே போல பாண்டிச்சேரியில் ஒரு குழுவினர் கவுன்சில் ஆஃப் இண்டியன் அக்குபங்சரிஸ்ட்ஸ் என்ற சங்கத்தை நடத்தி வருகிறார்கள். இதுவும் ஒரு பதிவுபெற்ற சங்கம் தான். மேலேயுள்ள அமைப்பு தமிழ்நாட்டு கெஜெட்டில் விளம்பரம் தருகிறதென்றால் பாண்டிச்சேரி சங்கம் மத்திய அரசு கெஜெட்டில் விளம்பரம் தருகிறது. ஆக கெஜெட்டில் அறிவிப்பு தருவது என்றால் என்ன என்பது நமக்குப் புரிந்தால் மட்டுமே இவ்வமைப்புகள் பற்றி நாம் புரிந்துகொள்ள முடியும்.

இலங்கை திறந்தவெளிப்பல்கலைக்கழகம் என்ற உலகமகா போலி நிறுவனத்தை தமிழகத்திற்கு 1990 களில் அறிமுகம் செய்த அதே குழுவினர்தான் இந்த கவுன்சில்களை தமிழ்நாட்டிலும், பாண்டிச்சேரியிலும் நடத்தி வருகிறார்கள்.

அப்படியானால் இந்த தனியார் அமைப்பில் இணையும் உறுப்பினர்களின் பெயர்கள் எப்படி தமிழ்நாடு அரசு கெஜெட்டிலும், மத்திய அரசு கெஜெட்டிலும் வெளிவருகிறது என்ற கேள்வி எழலாம். இவ்விஷயத்தைப் புரிந்து கொள்ள கெஜெட் வெளியீடு ஒன்றை நாம் பார்க்கலாம்.

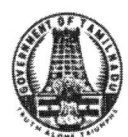

**TAMIL NADU GOVERNMENT GAZETTE**

PUBLISHED BY AUTHORITY

No. 51]  CHENNAI, WEDNESDAY, DECEMBER 29, 2010
Margazhi 14, Thiruvalluvar Aandu–2041

## Part VI—Section 4

Advertisements by private individuals and private institutions

### CONTENTS
PRIVATE ADVERTISEMENTS

| | Pages |
|---|---|
| Change of Names | 2441-2490 |
| Notice | 2491 |

NOTICE

NO LEGAL RESPONSIBILITY IS ACCEPTED FOR THE PUBLICATION OF ADVERTISEMENTS REGARDING CHANGE OF NAME IN THE TAMIL NADU GOVERNMENT GAZETTE. PERSONS NOTIFYING THE CHANGES WILL REMAIN SOLELY RESPONSIBLE FOR THE LEGAL CONSEQUENCES AND ALSO FOR ANY OTHER MISREPRESENTATION, ETC.

(By Order)
Director of Stationery and Printing.

முதலில் கெஜெட் என்றால் என்ன என்று தெரிந்து கொள்வோம். மத்திய அரசிற்கும், ஒவ்வொரு மாநில அரசிற்கும் தனித்தனியான அரசிதழ்கள் (கெஜெட்) உள்ளன. அந்தந்த மாநில அரசின் துறை மூலம் இந்த கெஜெட் வெளியிடப்படுகிறது. இது பகுதி பகுதியாகப் பிரிக்கப்பட்டிருக்கிறது.

| கெஜெட்டின் பிரிவு | வெளியிடப்படும் விஷயங்கள் |
|---|---|
| பகுதி 1 | தலைமைச் செயலகத்தில் இருந்து வெளியாகும் அரசுத் துறைகளுக்கான அறிவிப்புகள் |
| பகுதி 2 பிரிவு 1, 2 | தலைமைச் செயலகத்தில் இருந்து வெளியாகும் பொது மக்களுக்கான தகவல்கள் |
| பகுதி 3 பிரிவு 1, 2 | தலைமைச் செயலகம் அறிவிக்கும் துறை வாரியான அரசு ஆணைகள், திருத்தங்கள், அறிவிப்புகள். |
| பகுதி 4 | மத்திய அரசு, தமிழ்நாடு அரசு ஆகிய வற்றின் பில்கள், விதிகள், துணைவிதிகள் வெளியீடு |
| பகுதி 5 பிரிவு 1 — 4 | அரசுத் துறைகள் மூலம் வெளியிடப் படும் மக்களுக்கான அறிவிப்புகள், சட்டமன்ற உறுப்பினர்களின் தகுதிநீக்க அறிவிப்புகள், தேர்தல் கமிஷனின் அறிவிப்புகள் |
| பகுதி 6 பிரிவு 1 — 3 | அரசுத் துறைத்தலைவர்களின் அறிவிப்பு கள், அரசு உதவி பெறும் நிறுவனங்கள் மற்றும் அரசின் மேற்பார்வையோடு நடத்தப்படும் அமைப்புகளின் அறிவிப்புகள் |
| பகுதி 6 பிரிவு 4 | தனியார் விளம்பரங்கள் |

இவ்வாறு ஒவ்வொரு பகுதிக்கும் தனித்தனி வெளியீடுகள் பிரிக்கப்பட்டு இருக்கிறது. இப்படி பகுதி 6 பிரிவு 4 என்பது தனிநபர்கள் மற்றும் தனியார் நிறுவனங்கள் தங்கள் அறிவிப்பு களை வெளியிடும் பகுதி ஆகும். இந்தப் பகுதியில் தான் பெயர் மாற்றம், மதம் மாற்றம் போன்ற அறிவிப்புகள் வெளியாகும். இப்பகுதியில் யார் வேண்டுமானாலும், எந்த அறிவிப்புகளை வேண்டுமானாலும் வெளியிடலாம். இப்படி தனிநபர்கள், தனியார் அமைப்புகள் ஆகியவை வெளியிடும் அறிவிப்புகளுக்கும், அரசிற்கும் தொடர்பில்லை. இப்பகுதியில் அரசு நேரடியாக எந்த ஒரு அறிவிப்பையும் வெளியிடாது.

இப்போது மேலே உள்ள கெஜெட்டை உற்றுப்பாருங்கள். பகுதி 6 பிரிவு 4 என்ற பக்கத்தில் தமிழ்நாடு அக்குபங்சர் கவுன்சிலின் உறுப்பினர்களின் பெயர்கள் பிரசுரிக்கப்பட்டுள்ளன. இப்பகுதியில் இந்த அமைப்பு மட்டுமல்ல ரசிகர் மன்றங்கள் உட்பட எந்த அமைப்பு வேண்டுமானாலும் தங்கள் உறுப்பினர் பட்டியலை அதற்கான கட்டணத்தை செலுத்திவிட்டு வெளியிடலாம்.

கீழேயுள்ள கெஜெட் பக்கத்தில் குறியிடப்பட்டுள்ள இடத்தில் என்ன எழுதியிருக்கிறது?

தனிநபர்கள் மற்றும் தனியார் நிறுவனங்களின் விளம்பரங்கள் வெளியிடப்படும் பகுதி என்று குறிக்கப்பட்டிருக்கிறது. இதில் ஒரு நபரின் பெயரை வெளியிடுவதால் மட்டும் அவரை அரசு அங்கீகரித்து விட்டது என்று அர்த்தமல்ல.

தமிழ்நாடு அக்குபங்சர் கவுன்சில் என்ற தனியார் சங்கத்தில் உறுப்பினராக விரும்புபவர்கள் அதில் இணைந்து கொள்ளலாம். ஆனால் அது ஒரு அரசு அமைப்பு என்றும், கெஜெட்டில் வெளியிடுவதால் அதன் உறுப்பினர் அரசு அங்கீகாரம் பெற்றவராவார் என்றும் யாராவது கூறுவதை நம்ப வேண்டியதில்லை. இதே போன்றதுதான் பாண்டிச்சேரி கவுன்சில் ஆஃப் இண்டியன் அக்குபங்சரிஸ்ட்ஸ் அமைப்பும். இது பாண்டிச்சேரியில் இருப்பதால் (யூனியன் பிரதேசம்) மத்திய கெஜெட்டில் வெளியிடுகிறது. அவ்வளவுதான் வேறுபாடு.

மேலே உள்ள கெஜெட்டைக் கவனியுங்கள். இப்பகுதியில் வெளியிடப்படும் அறிவிப்புகள் அனைத்தும் தனியார் அறிவிப்புகளே என்றும், இவ்வகை அறிவிப்புகளுக்கு அரசோ, கெஜெட்டோ பொறுப்பேற்காது என்றும் குறிப்பிடப்பட்டுள்ளது.

இந்தியாவில் அக்குபங்சர் பிராக்டிஸ் செய்வதற்கு எந்த ஒரு கெஜெட்டிலும் அறிவிக்க வேண்டிய அவசியமில்லை. அக்குபங்சரை முறையாகப் பயின்று சான்றிதழ் பெற்ற யார் வேண்டுமானாலும் மருந்துகளைப் பயன்படுத்தாமல் பிராக்டிஸ் செய்யலாம்.

அக்குபங்சர் பிராக்டிசிற்கு ஒரே ஒரு கட்டுப்பாடுதான்: "டாக்டர்" என்ற சொல்லை பயன்படுத்தக்கூடாது. (மத்திய அரசு ஆணை : 14025/2003)

அக்குபங்சர் பயின்ற ஒரே ஒரு சான்றிதழ் இருந்தால் போதும். போலியான சான்றிதழ்களைத் தேடி அக்குபங்சரிஸ்ட்டுகள் அலைய வேண்டியதில்லை. அக்குபங்சர் என்ற அற்புதமான மருத்துவத்தின் பெயரை போலியான சான்றிதழ்களைக் கொண்டு கலங்கப்படுத்த வேண்டியதில்லை.

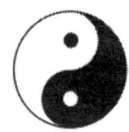

# பாராளுமன்றத்தில் அக்குபங்சர்

அக்குபங்சர் குறித்து இந்தியப் பாராளுமன்றத்தில் விவாதிக்கப்பட்ட முக்கிய விபரங்களை நாம் பார்க்கலாம். 2000 ஆம் ஆண்டு தொடங்கிய அக்குபங்சர் பற்றிய கேள்விகள் நம் பாராளுமன்ற மேலவை மற்றும் மக்களவைகளில் பல முறை விவாதிக்கப்பட்டுள்ளன.

அக்குபங்சர் அங்கீகாரம் குறித்த கேள்வி (எண்:752) 29.02.2000 அன்றும், நிபுணர்கள் ஆய்வுக்குழு அமைப்பு பற்றிய கேள்வி (எண்: 5600) 29.08.2001 அன்றும் எழுப்பப்பட்டதையும் அவற்றுக்கான பதில்களையும் முன்பக்கங்களில் நாம் பார்த்தோம்.

இன்னும் சில பாராளுமன்ற விவாதங்களையும் இங்கே பார்க்கலாம்.

கேள்வி எண்: 524

தேதி : 21.11.2001

கேள்வி கேட்ட பாராளுமன்ற உறுப்பினர்கள்:
திரு.தாராசந்த் பகோரா, திரு. ராமேஷ்வர் டுடி,
திரு.கஜேந்திர சிங் ரஜுகேதி திரு.பெரு லால் மீனா
திரு. சரண் தாஸ் மஹந்த்

**கேள்விகள்**

**அ. குணமாக்க முடியாது என்று கைவிடப்பட்ட நோயாளிகளும் அக்கு பங்சர் சிகிச்சையில் குணமாகிறதா?**

**ஆ. இது உண்மையானால், காது, கண், கல்லீரல் நோய்களில் அதன் பலன் எவ்வாறு இருக்கிறது?**

பதில்கள்

பதிலளித்த அமைச்சர் : டாக்டர்.சி.பி.தாக்கூர்

அ. அக்குபங்சர் சிகிச்சை பல முக்கியமான நோய்களில் நல்ல பலனளிப்பதாக இந்திய மருத்துவ ஆராய்ச்சிக்கழகம் (ICMR) தெரிவித்துள்ளது. நுரையீரல் தொடர்பான நோய்கள், செரிமானம், வயிறு தொடர்பான நோய்கள், நரம்பு, தசை, எலும்பு தொடர்பான நோய்கள் போன்ற வற்றில் நல்ல மாற்றங்களைத் தரும் மரபுவழி மருத்துவமாக அக்குபங்சர் விளங்குவதாக உலக சுகாதார நிறுவனம் (World Health Organisation) கூறுகிறது.

ஆ. கண், காது மற்றும் கல்லீரல் நோய்கள் உட்பட பல நோய்களில் அக்குபங்சர் நல்ல பயன்களைத் தருகிறது.

கேள்வி எண்: 1098

தேதி : 23.07.2004

கேள்வி கேட்ட பாராளுமன்ற உறுப்பினர்: திரு.நந்தி எல்லையா

கேள்விகள்

அ. யோகா பயிற்சி பெற்ற நபர்கள் அக்குபங்சர் பயிற்சி முடித்து 'டாக்டர்' என்ற சொல்லைப் பயன்படுத்தாமல் அக்குபங்சரைப் பின்பற்றலாமா?

ஆ. முடியாது என்றால், ஏன்?

இ. அக்குபங்சர் பயிற்சியளிக்க இந்தியாவில் அங்கீகாரம்பெற்ற கல்வி நிறுவனங்களின் பட்டியலைத் தரமுடியுமா?

பதில்கள்

பதிலளித்த அமைச்சர் : திருமதி.பனபக லட்சுமி

அ, ஆ. அரசு பதிவு பெற்ற மருத்துவர்களோ அல்லது முறையாக பயிற்சிபெற்ற நபர்களோ அக்குபங்சரில் சிகிச்சையளிக்க அனுமதிக்கப்பட்டுள்ளது.

இ. அக்குபங்சர் முழுமையான மருத்துவமுறையாக மத்திய அரசால் அங்கீகரிக்கப்படாததால் அப்பயிற்சிகளுக்கு

அங்கீகாரம் வழங்கும் குழு அமைக்கப்படவில்லை. எனவே கல்வி நிறுவனங்கள் பட்டியல் பற்றிய கேள்வி எழவில்லை.

கேள்வி எண்: 1887

தேதி : 20.08.2004

கேள்வி கேட்ட பாராளுமன்ற உறுப்பினர்: திரு.விஜய் ஜவஹர்லால் தர்தா

**கேள்விகள்**

**அ. மரபு வழி மருத்துவங்கள் (அக்குபங்சர், மூலிகை மருத்துவம் போன்ற) பற்றிய உலக சுகாதார நிறுவனத்தின் புதிய பரிந்துரைகள் உள்ளனவா? இவ்வகை மருத்துவங்களை தேசிய மக்கள் நலனுக்காக பயன்படுத்தும் போது எவ்விதமான நன்மைகள், பக்கவிளைவுகள் ஏற்படுகின்றன?**

**ஆ. பொது மக்களுக்குப் பயன்படும் வகையில் இம்மருத்துவங்களை மாவட்ட அளவில் பயன்படுத்தும் பரிந்துரைகள் அரசிடம் உண்டா?**

**பதில்கள்**

பதிலளித்த அமைச்சர் : திருமதி.பனபக லட்சுமி

அ, ஆ. உலக சுகாதார நிறுவனம் (World Health Organisation - WHO) 22.06.2004 அன்று மரபுவழி மாற்று மருத்துவங்கள் குறித்த புதிய உதவிக்குறிப்புகளை அரசின் மக்கள் நல்வாழ்வுத்துறைக்கு அளித்துள்ளது. WHO இம்மருத்துவங்களில் அற்புதமான நல்ல பலன்கள் குறைந்த முயற்சியிலேயே கிடைப்பதாகக் கூறுகிறது. நம் நாட்டில் டெல்லி உயர்நீதிமன்றத்தின் 18.11.1998 (CWP 4015/96 and OA No.8468/97) ஆணையின்படி மத்திய அரசு நிபுணர் ஆய்வுக்குழு ஒன்றை இந்திய மருத்துவ ஆராய்ச்சிக் கழகத்தின் இயக்குநர் தலைமையில் அமைத்தது. இக்குழு பல்வேறு மாற்று மருத்துவங்களை ஆய்வுசெய்து, ஒரு பரிந்துரையை அளித்தது. அதில் ஏற்கனவே அங்கீகரிக்கப்பட்டு கவுன்சில் அமைக்கப்பட்ட மருத்துவங்களான சித்தா, ஆயுர்வேதம், யுனானி, ஹோமியோபதி, இயற்கை மருத்துவம் மற்றும் யோகா போன்றவைகள் தவிர புதிய முறைகள் எதுவும் முழுமையான மருத்துவமுறையாக அங்கீகரிக்கப்படவில்லை. இக்குழுவின்

பரிந்துரைகளை ஆய்வு செய்து, ஏற்றுக்கொண்ட மத்திய அரசு (No. R.14015/25/96-U&H(R)(Pt.) நவம்பர் 25, 2003 அன்று ஒரு ஆணையைப் பிறப்பித்தது. அதன் அடிப்படையில் அக்குபங்சரும், ஹிப்னாட்டிசமும் சிகிச்சை முறைகளாக (Acupuncture and Hypnotherapy which qualified as modes of therapy) ஏற்றுக்கொள்ளப்பட்டன. அக்குபங்சர் மற்றும் ஹிப்னாட்டிச முறைகளில் ஒரு அரசு பதிவு பெற்ற மருத்துவரோ அல்லது முறையாகப் பயிற்சி பெற்ற நபரோ சிகிச்சையளிக்கலாம்.

அனைத்து மாநில அரசுகளும் மத்திய அரசின் மேற்கண்ட முடிவுகளை மக்களுக்கு அறிவிக்குமாறு கோரப்பட்டுள்ளன.

கேள்வி எண்: 4171

தேதி : 21.12.2005

கேள்வி கேட்ட பாராளுமன்ற உறுப்பினர்: திருமதி.தகுபதி புரந்தரேஸ்வரி

## கேள்விகள்

அ. அக்குபங்சரில் பார்வைக்குறைபாட்டிற்காக மாற்று சிகிச்சைமுறை உள்ளதாமே?

ஆ. இது உண்மையானால், அதைப் பற்றிய விபரங்களைத் தரமுடியுமா?

இ. இப்புதிய சிகிச்சை முறை நம் அரசு மருத்துவமனைகளில் பயன் படுத்தப்படுகிறதா?

ஈ. பயன்படுத்தப்படவில்லையானால், அப்படி பயன்படுத்தாமைக்கான காரணங்களைக்கூற முடியுமா?

## பதில்கள்

பதிலளித்த அமைச்சர் : திருமதி.பனபக லட்சுமி

அ, ஆ, இ, ஈ : மேலை நாடுகள் பலவற்றில் அக்கு பங்சர் சிகிச்சை தசை தொடர்பான நோய்கள் மற்றும் பார்வைக்குறைபாடுகள், பார்வை பறிபோதல் போன்ற வற்றிற்கு பயன்படுத்தப்படுகின்றன. இந்தியாவில் அரசு மருத்துவமனைகளில் பயன்படுத்துவதாக தகவல்கள் இல்லை.

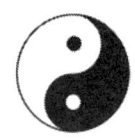

# கேள்விகளும், பதில்களும்

**அக்குபங்சரை சிகிச்சைமுறையாகப் பின்பற்றத் தகுதியானவர்கள் யார், யார்?**

மத்திய அரசு வெளியிட்டுள்ள ஆணையின் படி (No. R.14015/25/96 - U&H(R)(Pt.) அக்குபங்சர் முறையை ஒரு அரசு பதிவு பெற்ற மருத்துவரோ அல்லது முறையாகப் பயிற்சி பெற்ற நபரோ சிகிச்சைமுறையாகப் பின்பற்றத் தகுதியானவர்கள். 'டாக்டர்' என்ற சொல்லை பயிற்சி பெற்ற நபர் பயன்படுத்தக்கூடாது. அக்குபங்சர் முறையில் பயிற்சி பெற்று அரசு சார்ந்த அல்லது பல்கலைக்கழகச் சான்றிதழ் ஒன்றை பெற்ற நபர் முறையாகப் பயிற்சி பெற்ற நபராகக் கருதப்படுவார்.

**அக்குபங்சருக்கு என்று இந்தியாவில் அரசு கவுன்சில் எதுவும் உள்ளதா?**

மத்திய அரசின் சார்பாக அக்குபங்சருக்கான எந்த ஒரு அங்கீகாரமுள்ள அமைப்பும் இதுவரை அமைக்கப்படவில்லை. மாநில அரசுகளில் மேற்கு வங்காள அரசு ஏப்ரல் 1997 இல் அக்குபங்சருக்கான கவுன்சில் ( Council of Acupuncture Therapy) ஒன்றை அமைத்துள்ளது. 30.11.2007 வரை இக்கவுன்சில் 408 நபர்களுக்கு அக்குபங்சர் சிகிச்சையாளர் (Acupuncture Therapist) பதிவை வழங்கியுள்ளது. இந்தியாவில் வேறு எந்த மாநிலத்திலும் அக்குபங்சருக்கான கவுன்சில் அமைக்கப்படவில்லை.

**அக்குபங்சர் பயிற்சி முடித்த அனைவரும் பிராக்டிஸ் செய்யலாமா? ஏதேனும் அமைப்பில் பதிவு பெற வேண்டிய அவசியம் உள்ளதா?**

அக்குபங்சர் பயிற்சியை முறையான கல்வி மையங்களில் பயின்றவர்கள் சான்றிதழ் கிடைத்தவுடன் தங்கள் சிகிச்சை

மையத்தைத் துவங்கலாம். மத்திய அரசின் சுகாதாரத்துறை அரசாணை 2003 அதற்கான அனுமதியை வழங்குகிறது. அரசாணை 2010 அதையே உறுதி செய்கிறது.

அக்குபங்சர் சிகிச்சையைத் துவங்குவதற்காக எந்த ஒரு அமைப்பிலும் பதிவுசெய்து உறுப்பினராக வேண்டும் என்ற அவசியமில்லை. ஒரு அமைப்பில் உறுப்பினராவது என்பது அவரவர்களுடைய தனிப்பட்ட விருப்பம். மருத்துவம் பற்றிய கலந்துரையாடலுக்காகவும், வழிகாட்டுதலுக்காகவும் சங்கங்களில் சேரலாம். ஆனால், அப்படி சேர்ந்து உறுப்பினர் பதிவு பெற்றால்தான் பிராக்டிஸ் செய்ய முடியும் என்ற கட்டாயம் எதுவும் இல்லை.

### அக்குபங்சரை சிகிச்சை முறையாகப் பயன்படுத்தும் அக்குபங்சரிஸ்டின் சட்ட உரிமைகள் என்ன?

அக்குபங்சரிஸ்ட் என்பவர் ஒரு சிகிச்சையாளராக (Therapist) அங்கீகரிக்கப்பட்டுள்ளதால், அவருக்கான உரிமைகள் உள்ளன. தன்னிடம் சிகிச்சைபெறும் நோயாளிகளுக்கு அக்குபங்சரிஸ்ட் விடுப்பிற்காகப் பயன்படும் 'மருத்துவச் சான்றிதழ்' (Medical Certificate) வழங்கலாம். அரசின் மருத்துவச் சான்றிதழ் விதிகளுக்கு உட்பட்டு அது இருக்க வேண்டும்.

ஆங்கில மருத்துவம் போல 10 நாட்கள் மருத்துவமனையில் சிகிச்சை பெற்றார் என்று அக்குபங்சரிஸ்ட் வழங்க முடியாது. அக்குபங்சர் சிகிச்சை முறையின் அடிப்படையில் இத்தனை முறை சிகிச்சை பெற்றார் என்பதையும், இத்தனை நாட்கள் ஓய்வு தேவைப்படுகிறது என்பதையும் குறிப்பிடலாம். 14 நாட்களுக்கு மிகாமல் மருத்துவச் சான்றிதழ் வழங்க வேண்டும். அப்படி, மருத்துவச் சான்றிதழ் வழங்கப்படுகிற நோயாளி பற்றிய மருத்துவக் குறிப்புகள் சிகிச்சை மையத்தில் பராமரிக்கப்பட வேண்டும். தங்களிடம் சிகிச்சை பெறும் நோயாளிகளுக்குத் தேவையான கட்டணச் சான்றிதழ், இறப்புச் சான்றிதழ் போன்றவைகளையும் அக்குபங்சரிஸ்ட் வழங்கலாம். இச்சான்றுகளை ஏற்றுக் கொள்வதும், நிராகரிப்பதும் அந்தந்த அமைப்புகளின் அடிப்படைச் சட்டங்களைப் பொறுத்து மாறுபடலாம்.

### அக்குபங்சர் பிராக்டிஸ் செய்வதற்கு அரசு விதிமுறைகள் உள்ளனவா?

எந்த ஒரு மருத்துவ முறையை பிராக்டிஸ் செய்தாலும் அதற்கென அரசு விதிமுறைகள் உள்ளன. அப்படியான விதிமுறைகள் ஒவ்வொரு மாநிலத்திற்கும் மாறுபடும்.

தமிழ்நாட்டில் அக்குபங்சர் பிராக்டிஸ் செய்வதற்கு எவ் விதமான தனி விதிமுறைகளும் இல்லை. அக்குபங்சரில் முறையாகப் பயிற்சிபெற்ற எந்த ஒரு நபரும் தமிழகத்தில் பிராக்டிஸ் செய்யலாம். கேரளாவில் அக்குபங்சர் பிராக்டிஸ் செய்வதற்கு உள்ளூர் அரசு அமைப்புகளின் பதிவு அவசியம். உதாரணமாக, நீங்கள் அக்குபங்சர் சிகிச்சையளிக்கும் பகுதி ஒரு நகராட்சியாக இருந்தால், நகராட்சியில் தொழில் பதிவுப் பிரிவில் சிகிச்சை மையம் துவங்குவதற்கான விண்ணப்பத்தை அளிக்க வேண்டும். அங்கு சுகாதாரத்துறை சார்ந்த அதிகாரிகள் சிகிச்சை மையத்திற்கான அனுமதியை வழங்குவார்கள்.

அதேபோல, கர்நாடகாவில் சிகிச்சை செய்ய விரும்பும் நபர் அந்தப் பகுதியில் உள்ள மாவட்ட சுகாதார அதிகாரியைத் (Health Officer) தொடர்பு கொள்ள வேண்டும். தமிழ்நாட்டில் உள்ள பகுதி வாரியான சுகாதார ஆய்வாளர் (Health Inspector) போல கர்நாடகத்தில் மருத்துவத்தில் பட்டம் பெற்ற நபரை மாவட்ட சுகாதார அதிகாரியாக நியமிப்பார்கள். அவரிடம் சென்று பிராக்டிஸ் செய்வதற்கான விண்ணப்பத்தைப் பெற்று, அக்குபங்சர் பயிற்சி பெற்ற சான்றிதழ் நகல்களை அதனுடன் இணைத்து விண்ணப்பிக்க வேண்டும். அப்புறம்தான் கர்நாடகத்தில் எந்த ஒரு மருத்துவமுறையையும் பிராக்டிஸ் செய்ய முடியும். இதனை ஒழுங்கு செய்ய பிரைவேட் மெடிக்கல் பிராக்டிசனர்ஸ் ஆக்ட் என்ற சட்டம் கர்நாடகத்தில் உள்ளது. பிராக்டிஸ் செய்ய விரும்பும் நபர் தன்னுடைய கல்விச் சான்றிதழின் நகலை சமர்ப்பித்து, விண்ணப்பிக்க வேண்டும். இப்போது இணையவழி விண்ணப்பமும் நடைமுறையில் உள்ளது.

இப்படி ஒவ்வொரு மாநிலத்திலும் இதுபோன்ற தனித்தனியான விதிமுறைகள் இருக்கலாம். அப்பகுதியில் சிகிச்சையளிக்க விரும்பும் நபர் அந்த மாநிலத்தின் அரசு விதிமுறைகளை அறிந்து, அவற்றைப் பின்பற்றி சிகிச்சையளிப்பது தான் சட்ட ரீதியானது.

இவை தவிர, அக்குபங்சர் சிகிச்சையை மேற்கொள்ளும் போது எந்த விதமான மருந்துகளையும் பயன்படுத்தக்கூடாது. ஏனென்றால், சட்ட ரீதியாக அக்குபங்சர் என்பது மருந்தில்லாத மருத்துவ முறையாகத்தான் அரசால் அங்கீகரிக்கப்பட்டிருகிறது. தத்துவ அடிப்படையிலும் அக்குபங்சர் என்பது மருந்தில்லா மருத்துவம்தான். பிற மருத்துவமுறைகளின் மருந்துகளைப் புதிதாகப் பரிந்துரைக்கவோ, அவற்றின் பயன்படுத்தும்

அளவைக் குறைக்கவோ வேண்டுமானால் அந்த மருத்துவ முறைகளில் பதிவு பெற்ற மருத்துவராக இருக்க வேண்டும். அதேபோல, இரண்டு மருத்துவங்களை ஒரு மனிதருக்குச் செய்வது என்பது மருத்துவ ஆராய்ச்சி யாகும். ஒவ்வொரு மருத்துவ மும் மனித உடலில் எந்த அடிப்படையில் செயல் படுகிறது என்பதைப் பொறுத்து ஆராய்ச்சி விதிகளும் மாறும். மருத்துவ ஆய்வுகள் மேற்கொள் வதற்கான விதிமுறைகளை ஒழுங்கு செய்வதற்காக எதிக்கல் கமிட்டி தனியாக இயங்குகிறது. தேசிய அளவிலான ஆய்வுகளுக்கு இண்டியன் கவுன்சில் ஃபார் மெடிக்கல் ரிசர்ச் என்ற அமைப்பும் இயங்குகிறது.

சிகிச்சையளிக்கும் எல்லா நோயாளிகளின் மருத்துவக் குறிப்புகளையும் அக்குபங்சர் சிகிச்சையளிக்கும் நபர் பராமரிக்க வேண்டும்.

**அக்குபங்சர் சிகிச்சையாளர்களில் யாராவது இதுவரை அரசு மருத்துவ மனைகளில் பணியாற்றுகிறார்களா?**

மத்திய அரசின் இந்திய விமான சேவையில் (Air India Medical Unit) ஒரு மாற்று மருத்துவ சிகிச்சை மையம் இயங்கி வந்தது. அதில் அக்குபங்சர் சிகிச்சையாளர் ஒருவர் முதன்முதலில் அரசு பணியேற்றார். அக்குபங்சர், ஆயுர்வேதம் மற்றும் ஹோமியோபதி முறைகள் பின்பற்றப்படும் இம்மையம் நடைமுறை சிக்கல்கள் காரணமாக 2002 இல் மூடப்பட்டது.

மாநில அரசுகளில் முதன்முதலாக மேற்கு வங்கத்தில் 18 மாவட்ட மருத்துவமனைகளிலும், 10 துணை மருத்துவ மனை களிலும் அக்குபங்சர் பிரிவு அமைக்கப்பட்டுள்ளது. இதில் 2007 ஆம் ஆண்டு கணக்கின் படி 25 அக்குபங்சர் சிகிச்சையாளர்கள் பணியாற்றுகின்றனர்.

**R.I.M.P, R.H.M.P., R.U.M.P, R.A.M.P போன்றவைகள் பட்டங்களா? இந்த படிப்புகள் எங்கு நடைபெறுகின்றன?**

மேற்கண்டவைகள் படிப்புக்களோ, பட்டங்களோ அல்ல. உதாரணமாக R.H.M.P என்ற பெயர் பதிவுபெற்ற ஹோமி யோபதி மருத்துவரைக் குறிக்கிறது. (Registered Homoeopathic Medical Practitioner). இது ஹோமியோபதிக்கான அரசு கவுன்சில் மூலம் வழங்கப்படும் பதிவுச்சான்றிதழாகும். இந்த பதிவுச்சான்றிதழ் பெற்றவர்கள் மட்டும்தான் முறையான ஹோமியோபதி மருத்துவர் ஆவார். சித்த மருத்துவப் பதிவை R.I.M.P என்றும், யுனானி மருத்துவர் பதிவை R.U.M.P என்றும், ஆயுர்வேத மருத்துவர் பதிவை R.A.M.P என்றும் அழைக்கின்றனர்.

இன்று ஒரு நபர் இவ்வகையான மருத்துவர் பதிவைப் பெற வேண்டுமானால் அவர் அக்குறிப்பிட்ட மருத்துவத்தில் அரசு வழங்கும் பட்டப்படிப்பை முடித்திருக்க வேண்டும். உதாரணமாக ஹோமியோபதியில் BHMS என்ற ஐந்தரை வருட பட்டப்படிப்பை முடித்த ஒருவர்தான் ஹோமியோ மருத்துவர் பதிவைப் பெறமுடியும். இவ்வாறே சித்தாவில் BSMS முடித்தவர்கள், ஆயுர்வேதத்தில் BAMS முடித்தவர்கள், யுனானியில் BUMS முடித்தவர்கள் தான் அந்தந்த மருத்துவக் கவுன்சில்களில் மருத்துவர் பதிவைப் பெற முடியும்.

இதே பதிவுச் சான்றிதழ் முன்பு அனுபவ அடிப்படையிலும் வழங்கப்பட்டன. தமிழகத்தில் 1970 களில் மருத்துவத்திற்கான கவுன்சில்கள் அமைக்கப்பட்டபோது ஏற்கனவே மரபு வழியில் அனுபவ மருத்துவர்களாக இருந்தவர்களுக்கு இப்பதிவுச் சான்றிதழ் வழங்கப்பட்டது. 1980 கள் வரை இரண்டு, மூன்று முறை வழங்கப்பட்ட இப்பதிவுகள் இப்போது தரப்படுவதில்லை. 1999 ஆம் ஆண்டு வழங்கப்பட்ட சித்த மருத்துவர்கள் 11000 பேரின் பதிவுகளை சென்னை உயர்நீதிமன்றம் தள்ளுபடி செய்த வழக்கும் இப்போது நிலுவையில் உள்ளது. மேற்கண்ட பதிவுச் சான்றிதழ்களை தனியார் அமைப்புக்கள் சிலவும் வழங்கி வருகின்றன. இவைகள் அரசு கவுன்சில்களால் வழங்கப்பட்டால் தவிர சட்டப்படி செல்லாதவை தான்.

**அரசு கவுன்சில்களின் பதிவுகள் பீஹார், நாகலாந்து (யூனியன் பிரதேசம்) போன்ற மாநிலங்களில் இப்போதும் வழங்கப்படுவதாகக் கூறப்படுகிறதே?**

அந்தந்த மாநிலங்களின் கல்வி, மருத்துவ நிலைகளைப் பொறுத்து பின் தங்கிய சில மாநிலங்களில் தரப்படுகிறது. பொதுவாக ஒரு மாநில அரசு தரும் மருத்துவர் பதிவுகள் என்பவை அந்தக் குறிப்பிட்ட மாநிலத்தில் வசிக்கும் நபர்களுக் கானவை. ஒரு மாநில அரசின் பதிவைப்பெற்ற நபர் இன்னொரு மாநிலத்தில் மருத்துவராக இருக்கத் தடையில்லை என்றாலும் அதில் நிறைய சிக்கல்கள் இருக்கின்றன. உதாரணமாக, தமிழகத்தில் உள்ள சில நபர்கள் பீஹார், நாகலாந்து போன்ற இடங்களில் இருந்து மருத்துவர் பதிவைப் பெற்று வருகின்றனர்.

இப்படியான மருத்துவர் பதிவைப்பெற குறிப்பிட்ட மாநிலத்தில் மூன்று ஆண்டுகளுக்குமேல் இருந்ததற்கான இருப்பிடச் சான்றும், அங்கு குறிப்பிட்ட மருத்துவத்தை பின்பற்றியதற்கான அனுபவச்சான்றிதழும் அம்மாநில அரசிற்கு பதிவு கோரும் விண்ணப் பத்துடன் சமர்ப்பிக்கப்பட வேண்டும். பீகாரையோ, நாகலாந்தையோ முன் பின் பார்த்திராத நம் தமிழகத்து நபர்கள் இச்சான்றிதழ்களை எங்கிருந்து

தருவார்கள்? பதிவுச்சான்றிதழ் பெற்றுத் தருவதாகக் கூறும் சில நபர்கள் அரசிற்கு அளிக்க வேண்டிய சான்றுகளை போலியாகத் தாங்களே தயாரித்து சமர்ப்பிக்கிறார்கள். யாரோ ஒரு சிலர் இவ்வகையில் பிற மாநில பதிவுகளைப் பெற்றிருந்தால் பெரிய விஷயமாகத் தெரியாது. தமிழகத்தில் மட்டும் ஆயிரக்கணக்கானோர் இத்தகைய பிற மாநில பதிவுகளைப் பெற்று மருத்துவர்களாக உள்ளனர். அதுவும் இவர்களுக்கு வழங்கப்பட்ட சான்றிதழ்கள் பெரும்பாலும் ஒரே தேதியில் வழங்கப்பவைகளாகக் குறிப்பிடப்பட்டுள்ளன. ஒரு குறிப்பிட்ட தேதியில் ஆயிரக்கணக்கானோருக்கு ஒரு அரசுத் துறை பதிவுசான்றிதழ் வழங்குவது சாத்தியமா? இவ்வாறு வழங்கப்படும் சான்றிதழ்களில் எது அரசால் வழங்கப்பட்டது? எது போலியாக அச்சடிக்கப்பட்டது? என்பது கண்டுபிடிக்க எந்த வழி முறையும் இல்லை.

**ஹோமியோபதியில் டிப்ளமோ, சித்த மருத்துவத்தில் டிப்ளமோ, ஆயுர் வேதத்தில் டிப்ளமோ போன்ற பயிற்சிகள் தற்போது அதிகரித்துள்ளனவே? இச் சான்றிதழ்கள் பெற்றவர்கள் மருத்துவர்களாக பணியாற்ற முடியுமா?**

குறிப்பிட்ட கவுன்சில் களின் அங்கீகாரம் பெறாமல்தான் இத்தகைய பயிற்சிகளை பல நிறுவனங்கள் துவங்கியுள்ளன. இச் சான்றிதழ்களைப் பெற்று முறையான மருத்துவராகப் பணியாற்ற சட்டப்படி எந்தத் தகுதியும் இல்லை. குறிப்பிட்ட மருத்துவங்களின் கவுன்சில்கள் ஒருவேளை இப்பயிற்சிகளை அங்கீகரித்தாலும் கூட, பயிற்சி முடித்தவர்கள் மருத்துவர்களின் உதவியாளர்களாக மட்டுமே பணியாற்ற முடியும்.

**ஹோமியோபதி அக்குபங்சர், மூலிகை மருத்துவம் ஹோமியோபதி, சித்த மருத்துவம் யோகா, இயற்கை மருத்துவம் அக்குபங்சர் என்ற கலப்புப் பயிற்சிகள் பற்றி?**

அங்கீகரிக்கப்பட்ட மருத்துவமுறைகளின் பயிற்சிகளையும், அங்கீகரிக்கப்படாத மாற்று மருத்துவங்களின் பயிற்சிகளையும் கலந்த கல்வியை அளிப்பது சர்ச்சைக்குரிய விஷயம்தான். ஏனெனில் கவுன்சில்கள் அமைக்கப்பட்ட மருத்துவ முறைகளின் பெயர்களை எந்தப் பயிற்சியில் பயன்படுத்தினாலும் அக் கவுன்சிலின் அனுமதிபெற வேண்டும். (அவ்வாறு அனுமதி யளிக்கப்படாது). மூலிகை மருத்துவம் என்பது சித்த, ஆயுர்வேத மருத்துவங்களின் ஒரு பகுதி. அதே போல மசாஜ், பஞ்சகர்மா, வர்மா என்பவை ஆயுர்வேத மருத்துத்தின் ஒரு பகுதி. கவுன்சில் அனுமதியை தவிர்ப்பதற்காக மருத்துவத்தின் சில பிரிவுகளை தனித்தனிப் பயிற்சிகளாக கல்வி நிறுவனங்கள் நடத்திவருகின்றன.

ஒரு வேளை அரசால் இப்பயிற்சிகள் எதிர்காலத்தில் அங்கீகரிக்கப் பட்டாலும் கூட சுய வேலைவாய்ப்புப் பயிற்சியாகவும், மருத்துவ உதவியாளர் பயிற்சியாகவுமே அங்கீகரிக்கப்படலாமே தவிர மருத்துவருக்கான பயிற்சியாக எப்போதும் அங்கீகரிக்கும் வாய்ப்பு இல்லை.

**போலி மருத்துவர் என்றால் யார்?**

நம்முடைய பத்திரிக்கைகள் அவ்வப்போது 'போலி மருத்துவர் கைது' என்று வெளியிடும் செய்தி கூறும் போலி மருத்துவர் என்பது அவ்வப்போது செய்தி கொடுப்பவர்களைப் பொறுத்து மாறும். ஆனால் சட்டப்படி போலி மருத்துவர் என்பதற்கான வரையறைகள் உள்ளன.

1. ஒரு நபர் எந்த மருத்து வமும் படிக்காமல் (முறையான சான்றி தழ் இல்லாமல்), பிறருக்கு ஏதாவ தொரு மருத்துவ முறையில் சிகிச்சை யளித்தால் அந் நபர் போலி மருத்துவ ராகக் கருதப்படுவார்.

2. ஒரு மருத்துவ முறை யில் படித்து சான்று பெற்ற மருத்துவர், தான் பயிற்சி பெறாத இன்னொரு மருத்துவ முறையின் அடிப்படையில் சிகிச்சையளித்தாலும் அந்நபர் போலி மருத்துவராகக் கருதப்படுவார்.

....அக்குபங்சர், ஹிப்னோதெரபி போன்ற முறைகளில் மருந்துகளைப் பயன் படுத்தாத நபர்கள் அரசின் பார்வையில் சிகிச்சையாளர்கள் தான். மருத்துவர்களே அல்ல: போலி மருத்துவர் விஷயத்தில் அக்குபங்சர் மற்றும் ஹிப்னோதெரபி சிகிச்சையாளர்களுக்கு எவ்வித தொடர்பும் இல்லை.

**அக்குபங்சரிஸ்ட், அக்கு தெரபிஸ்ட், அக்கு டாக்டர், அக்கு ஹீலர்... போன்ற பல்வேறு பெயர்களில் அக்குபங்சர் பிராக்டிஸ் செய்பவர்கள் தங்களை அழைத்துக் கொள்கிறார்கள். இவற்றில் எது சரியானது?**

மத்திய அரசின் ஆணையின் படி டாக்டர் என்ற சொல்லை அக்குபங்சர் சிகிச்சையாளர்கள் பின்பற்ற முடியாது. அக்குபங்சரிஸ்ட் என்றோ, அக்குபங்சர் தெரபிஸ்ட் என்றோ அழைத்துக் கொள்ளலாம்.

இதில் அக்கு ஹீலர் என்பது அக்குபங்சர் ஹீலர்கள் கூட்டமைப்பு என்ற அரசு பதிவுபெற்ற அமைப்பின் தனிப்பயன் சொல்லாகும். இந்த அமைப்பின் உறுப்பினர்கள் மட்டும் அக்கு ஹீலர் என்ற சொல்லைப் பயன்படுத்த மத்திய அரசின் சேவைச்சொல் பிரிவின் கீழ் *(சர்விஸ் மார்க்)*, டிரேட் மார்க்

ரிஜிஸ்ட்ரி மூலம் அனுமதி பெறப்பட்டுள்ளது. குறிப்பாக அக்கு ஹீலர்கள் ஒற்றைப் புள்ளி சிகிச்சை முறையையும், பிற மருத்துவங்களின் கலப்பின்றியும் பிராக்டிஸ் செய்பவர்கள். தங்களை தனித்த முறையில் அடையாளப்படுத்திக் கொள்வதற்காக 'அக்கு ஹீலர்' என்ற சொல்லினை அரசு அனுமதி பெற்று, பயன்படுத்தி வருகிறார்கள்.

**தமிழகத்தில் அக்குபங்சர் பயிற்சியை வழங்கிவரும் நிறுவனங்கள் எவை?**

1. தமிழக அரசில் சங்கப்பதிவு அல்லது அறக்கட்டளை பதிவு பெற்ற அமைப்புக்கள் அக்கு பங்சர் பயிற்சியளித்து தங்களுடைய தனி சான்றிதழ்களை வழங்குகின்றன.

2. மத்திய அரசின் நிதி உதவியோடு இயங்கும் ஜெ.எஸ்.எஸ் (மக்கள் கல்வி நிறுவனம்) அமைப்பும், NCVT அமைப்பும் அரசு சார்ந்த பயிற்சி மையங்களாக இயங்கிவருகின்றன.

3. அரசு பல்கலைக்கழகங்களில் மதுரை காமராசர் பல்கலைக் கழகம், தமிழ்நாடு திறந்தநிலைப் பல்கலைக்கழகம், தமிழ்ப் பல்கலைக்கழகம், பாரதியார் பல்கலைக்கழகம், அண்ணா மலைப் பல்கலைக்கழகம் ஆகிய பல்கலைக்கழகங்கள் தொலைநிலைக் கல்வி அடிப்படையில் அக்குபங்சர் பயிற்சிகளை நடத்தி வருகின்றன.

4. இந்தியாவில் முதல் முறையாக அழகப்பா பல்கலைக்கழகம் பகுதி நேரக் கல்வி முறையில் அக்குபங்சர் பயிற்சியைத் துவங்கியுள்ளது.

5. மத்திய பல்கலைக்கழகமான இந்திராகாந்தி திறந்தநிலைப் பல்கலைக்கழகம் பட்டம் பெற்ற மருத்துவர்களுக்கான அக்குபங்சர் பயிற்சியை நடத்தி வருகிறது.

6. நிகர்நிலைப் பல்கலைக்கழகங்களில் பெரியார் மணியம்மை பல்கலைக்கழகம், விநாயகா மிஷன் பல்கலைக்கழகமும் அக்குபங்சர் பயிற்சிகளை நடத்துகின்றன.

... பெரியார் பல்கலைக்கழகம் மற்றும் தமிழ்நாடு உடற்கல்வி மற்றும் விளையாட்டுப் பல்கலைக்கழகம் ஆகியவை அக்குபங்சர் பயிற்சிகளை துவங்க உள்ளன.

மத்திய அரசின் நேஷனல் ஸ்கில் டெவலப்மெண்ட் கார்ப்பரேஷனோடு இணைந்து தமிழ்நாடு திறந்தநிலைப் பல்கலைக்கழகம், தமிழ்நாடு சமூகக் கல்லூரிகளில் அக்குபங்சர் / அக்குபிரஷர் பயிற்சிகளைத் துவக்கவும் முயற்சி எடுத்து வருகிறது.

**தொடு சிகிச்சை வேறு. அக்குபங்சர் வேறு . . என்று சொல்லப்படுவது பற்றி. . ?**

சமீப காலமாக அக்குபங்சர் வளர்ச்சியைக் கண்டு அச்சமுறும் பலர் தொடு சிகிச்சை பற்றியும், ஒற்றைப் புள்ளி சிகிச்சை பற்றியும் குழப்பமான செய்திகளைப் பரப்பி வருகின்றனர். ஒற்றைப் புள்ளி சிகிச்சை முறையும், தொட்டு சிகிச்சை அளிக்கும் முறையும் அக்குபங்சரே இல்லை எனவும், அக்குபங்சர் மருத்துவம் என்பது பல ஊசிகளைக் கொண்டு சிகிச்சை அளிக்கும் மருத்துவமுறை என்றும் தவறான விவரங்களை மக்கள் மத்தியில் பரப்பி வருகின்றனர்.

மருத்துவத்தின் பெயரையும், பயன்பாட்டு முறையையும் புரிந்து கொள்ளாமல் தாங்களும் குழம்பி, அனைவரையும் குழப்புகின்றனர். இதைப் புரிந்து கொள்ள ஒரு உதாரணம் பார்க்கலாம். ஹோமியோபதி மருத்துவத்தில் பல மருந்துகளைக் கலந்து கொடுக்கும் முறைதான் இப்போது உலகம் முழுவதும் பிரபலம். அதே நேரத்தில் ஒற்றை மருந்து கொடுக்கும் முறை ஹோமியோபதியின் தந்தை டாக்டர் ஹானிமென் அவர்களால் அறிமுகம் செய்யப்பட்டதும், தனிச்சிறப்பானதும் ஆகும். அதனை சிங்கிள் டோஸ் ஹோமியோபதி என்று இப்போது அழைக்கிறார்கள். அதே போல, நோயறிதல் முறையில் புதுமையான அணுகுமுறையைக் கொண்டு உருவாக்கப்பட்ட ஹோமியோபதி முறையை — ரீ டிஸ்கவரி ஆஃப் ஹோமியோபதி (ஆர்.ஓ.ஹெச்) என்று அழைப்பார்கள். ஆக, சிகிச்சை முறையிலும், நோயறிதல் முறையிலும் நுட்பங்கள் மாறுபடுவது மரபுவழி மருத்துவங்களுக்கான பொது நியதி. ஒற்றை மருந்து கொடுக்கும் ஹோமியோ முறை தனி மருத்துவம், கூட்டு மருந்து கொடுக்கும் ஹோமியோபதி தனி மருத்துவம் என்று எப்படி கூற முடியாதோ, அதே போல ஒற்றைப் புள்ளி சிகிச்சை அளிக்கும், சிகிச்சையில் ஊசிக்குப் பதிலாக விரல் மூலம் தொடும் முறையையும் தனி மருத்துவமாகக் கருத இயலாது.

உலக சுகாதார நிறுவனம் உலகில் உள்ள 104 மாற்று மருத்துவங்களைப் பட்டியலிட்டுள்ளது. அதில் குறிப்பிடப் பட்டிருக்கும் அக்குபங்சர் என்பது மருத்துவ முறையைக் குறிக்கும் சொல்லாகும். ஆனால், சிகிச்சை முறையில் உள்ள மாறுபாடுகளை மட்டும் வேறுபடுத்திக் காட்டி, தனித் தனி மருத்துவமாகப் பிரிக்க முடியாது. அக்குபங்சர் என்பதே ஊசி மூலம் செய்யப்படும் சிகிச்சையாகத்தான் 1960 களில் உலக சுகாதார நிறுவனத்திற்கு அறிமுகமானது. அதன் பிறகு

தான் ஊசி மூலம் மின்சாரம் செலுத்துதல் (எலக்ட்ரோ அக்குபங்சர்), புள்ளிகளில் லேசர் கதிர்களை செலுத்துதல் (லேசர் அக்குபங்சர்) . . இப்படி விதம் விதமான சிகிச்சை முறைகள் நவீன அக்குபங்சரில் உருவாக்கப்பட்டன. இந்த சிகிச்சை முறைகளின் வேறுபாட்டைக் காரணம் காட்டி தனித் தனி மருத்துவங்களாகக் கூறினால் எவ்வளவு பெரிய நகைச்சுவை — அதே அளவு நகைச்சுவையானது தான் ஒற்றைப் புள்ளி சிகிச்சையும், தொடு சிகிச்சையும் வேறு மருத்துவங்கள் என்று கூறுவதும்.

### இந்தியாவின் முதல் அக்குபங்சர் கல்லூரி பஞ்சாபில் இயங்குவதாகக் கூறுகிறார்களே?

இந்திய அரசின் அக்குபங்சர் அங்கீகார ஆணையை ஒருமுறை முழுமையாகப் படித்தாலே இந்தக் கேள்வி எழாது. ஏனென்றால், ஒரு அக்குபங்சரிஸ்ட் எப்படி டாக்டர் என்ற சொல்லைப் பயன்படுத்தக் கூடாது என்று ஆணை கூறுகிறதோ, அதே போல முழு நேரக் கல்லூரி முறையில் அக்குபங்சரை இப்போதைக்குப் பயிற்றுவிக்கக் கூடாது என்பதையும் ஆணை தெளிவாகக் கூறுகிறது. எனவே, இந்தியாவில் எங்கும் அக்குபங்சர் கல்லூரி கிடையாது. அப்படியே அது இயங்கினாலும் சட்ட விரோதமாகத்தான் இயங்க முடியும்.

பஞ்சாபில் இயங்குவதாகக் கூறப்படும் லூதியானா அக்குபங்சர் மருத்துவக் கல்லூரி ஒரு தனியார் அறக்கட்டளை யாகப் பதிவு செய்யப்பட்டிருக்கிறது. இந்தியாவின் முதல் அக்குபங்சரிஸ்டாக கருதப்படுபவர் டாக்டர் பிஜோய் குமார் பாசு. இவருடைய மாணவர் டாக்டர் கோட்னிஸ். டாக்டர் கோட்னிஸ் அக்குபங்சர் மருத்துவமனை என்ற பெயரில் உருவான நிறுவனம் தான் பின்னாட்களில் லூதியானா அக்குபங்சர் மருத்துவக் கல்லூரி என்ற பெயரில் இயங்கு கிறது. இந்தியாவின் முதல் அக்குபங்சர் கல்லூரி என்ற அடைமொழியோடு அறிமுகப்படுத்தப் படும் இக்கல்லூரி — எந்த பல்கலைக்கழகத்தின் இணைப்பும் பெறாத தனியார் நிறுவனம் தான்.

உண்மையில் இந்தியாவின் முதல் அக்குபங்சர் மருத்துவக் கல்லூரி என்று சொல்ல வேண்டுமானால் அக்குபங்சர் ஹீலர்கள் கூட்டமைப்பு (இந்தியா) வின் வழிகாட்டுதலோடு தேனி மாவட்டம் கம்பத்தில் இயங்கும் கம்பம் அகாடமி ஆஃப் அக்குபங்சர் நிறுவனத்தைத் தான் கூற வேண்டும். ஏனென்றால், தமிழக அரசு நிறுவிய பல்கலைக்கழகமான காரைக்குடி அழகப்பா

பல்கலைக்கழகத்தின் பகுதி நேரக் கல்லூரியாக இந்தியாவில் முதல் முறையாக அங்கீகரிக்கப்பட்டுள்ளது — கம்பம் அகாடமி மட்டும் தான். இந்தியாவில் எல்லா பல்கலைக்கழகங்களும் தொலைதூரக் கல்வி முறையில் மட்டும் தான் அக்குபங்சரை நடத்தி வருகிறது. அழகப்பா பல்கலைக்கழகம் போல, இந்தியாவின் எந்தப் பல்கலைக்கழகமும் அக்குபங்சருக்கான பகுதி நேரக் கல்லூரியை இதுவரை நிறுவவில்லை.

**தமிழ்நாட்டில் சில அக்குபங்சர் கிளினிக்குகள் சீல் வைக்கப்பட்டது பற்றி. . ?**

சில மாதங்களுக்கு முன்பு சேலம், தர்மபுரி, கிருஷ்ணகிரி பகுதிகளில் பல அக்குபங்சர் கிளினிக்குகள் சீல் வைக்கப்பட்டது உண்மைதான். ஆனால், இவை அனைத்தும் அக்குபங்சர் சிகிச்சையை மட்டுமே பின்பற்றும் கிளினிக்குகளா என்றால் சந்தேகமே.

தமிழகம் முழுவதும் போலி சித்த மருத்துவர்கள் பற்றிய புகார்கள் தொடர்ந்து வந்து கொண்டிருந்ததால் தமிழ்நாடு சித்த மருத்துவ மன்றம் தமிழகத்தின் பல பகுதிகளில் ரெய்டு நடத்தியது. சித்த மருத்துவத்தை முறையாகப் படிக்காமல், சித்த மருத்துவக் கவுன்சிலின் பதிவுபெறாமல் கிளினிக் நடத்துபவர்களை கண்டுபிடிப்பதற்காக இந்த ரெய்டு திட்டமிடப்பட்டது. மூலிகை மருத்துவம், உணவு மருத்துவம். . போன்ற பெயர்களில் சித்த மருத்துவம் பல கிளினிக்குகளில் பயன்படுத்தப் பட்டுக் கொண்டிருந்தது. முறையான சான்றிதழ் இல்லாமல் நடக்கும் கிளினிக்குகளைத்தான் சித்த மருத்துவ மன்றம் சீல் வைத்தது. பெரும்பாலான சித்த மருத்துவம் செய்பவர்கள் அக்குபங்சர் சான்றிதழை வைத்துக் கொண்டு சித்த மருத்துவத்தைப் பின்பற்றுகின்றனர். அக்குபங்சர் என்னும் மருந்தில்லா மருத்துவ சான்றிதழை வைத்து, மருந்து மருத்துவங்களைப் பின்பற்றுவதற்கு சட்டத்தில் அனுமதி இல்லை.

அக்குபங்சர் சான்றிதழ்களை வைத்துக் கொண்டு சித்த மருத்துவம், உணவு மருத்துவம், மூலிகை மருத்துவம் போன்ற மருத்துவங்களைப் பின்பற்றியவர்கள், அக்குபங்சர் பயின்றதாக் கூறி "டாக்டர்" என்று அழைத்துக் கொள்பவர்கள் போன்ற சட்ட மீறலுள்ள கிளினிக்குகள் தான் சீல் வைக்கப்பட்டன. பல்கலைக்கழகத்தில் அக்குபங்சர் பயின்று, அக்குபங்சர் சிகிச்சையை மட்டுமே பின்பற்றும் கிளினிக்குகள் எதுவும் சீல் வைக்கப்படவில்லை.

அக்குபங்சர் இல்லங்கள் கூட்டமைப்பின் கீழ் செயல்படும் அக்குபங்சர் இல்லங்கள் தமிழகத்தில் சுமார் 200 இடங்களில் இயங்குகின்றன. இவற்றில் எந்த கிளினிக்கும் சீல் வைக்கப்படவில்லை. அக்குபங்சர் இல்லங்களில் மற்ற கிளினிக்குகளைப் போல ரெய்டு மேற்கொள்ளப்பட்டது. ஆனால், முறையான சான்றிதழ்களும், சரியான சிகிச்சை முறையும் உள்ள இடங்களில் எந்தப் பிரச்சினையும் எழவில்லை.

**அக்குபங்சர் மருத்துவத்தை இந்தியாவில் எந்த அமைப்பு கட்டுப்படுத்தும்? இந்திய மருத்துவக் கவுன்சில்கள் கட்டுப்படுத்த முடியுமா?**

அக்குபங்சர் சிகிச்சையை அங்கீகரிக்கும் அரசு ஆணைகள் இரண்டுமே நேரடியாக மத்திய அரசின் மக்கள் நல்வாழ்வுத் துறையின் மூலம் வெளியிடப்பட்டவை. இந்தியாவில் ஆங்கில மருத்துவத்தை முறைப்படுத்தும் மெடிக்கல் கவுன்சில் ஆஃப் இந்தியா அமைப்போ, இந்திய மருத்துவங்களான சித்தா, ஆயுர்வேதம், யுனானி ஆகியவற்றை முறைப்படுத்தும் செண்ட்ரல் கவுன்சில் ஃபார் இந்தியன் மெடிசின் அமைப்போ, ஹோமியோபதியை முறைப்படுத்தும் செண்ட்ரல் கவுன்சில் ஆஃப் ஹோமியோபதி அமைப்போ அக்குபங்சரைக் கட்டுப்படுத்த இயலாது.

ஏனென்றால், ஒவ்வொரு மருத்துவக் கவுன்சிலும் அதன் கீழ் இயங்கும் மருத்துவத்தை மட்டுமே கட்டுப்படுத்த முடியும். ஒரு மருத்துவத்தை முறைப்படுத்துவதற்காக அமைக்கப்பட்ட கவுன்சில் இன்னொரு மருத்துவத்தின் மீது தன் அதிகாரத்தைச் செலுத்த முடியாது. கவுன்சில்களின் அடிப்படைச் சட்டங்களும் அவற்றை அனுமதிக்காது.

அக்குபங்சரை நேரடியாக்க் கட்டுப்படுத்தும், முறைப்படுத்தும் அதிகாரம் — மத்டிய அரசின் மக்கள் நல்வாழ்வுத்துறைக்குத்தான் உண்டு. அக்குபங்சரை முறைப்படுத்துவதற்கான முறையான அமைப்பு அரசால் துவங்கப்படும் வரை இதே நிலைதான் நீடிக்கும்.

**( ஒவ்வொரு கவுன்சிலிடம் கேட்டுப் பெற்ற தகவல் அறியும் உரிமைச் சட்ட ஆவணங்கள் அடுத்த பகுதியில் வெளியிடப்பட்டுள்ளன)**

# ஆவணங்கள்

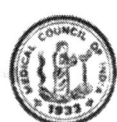

भारतीय आयुर्विज्ञान परिषद्

**MEDICAL COUNCIL OF INDIA**

पॉकेट - १४ सेक्टर - ८ द्वारका नई दिल्ली - 110 077
Pocket - 14, Sector - 8, Dwarka, New Delhi - 110 077

75 YEARS Platinum Jubilee (1933 - 2008)

Dy. No-DI/2012/141810
12.11.2012

No. MCI-7 (10)/2012-RTI/ 154481

Date: 17-01-13

Healer A. Umar Farook,
Secretary,
Acupuncture Healers Organization,
33A, Grama Chavadi Street,
**CUMBUM – 625 516, Theni Dt. Tamilnadu.**

Subject: Application for seeking information under RTI Act, 2005.

Madam,

This is with reference to your application dated 05.11.2012 (received in the Council office on 12.11.2012), on the subject noted above.

In this regard, the point-wise reply is as under: -

| Sr.No. | Information – Sought | Reply |
|---|---|---|
| 1. | Whether Medical Council of India has control over Acupuncture Healers of India? | No |

Name and the address of the Appellate Authority- Dr. P. Prasannaraj, Addl. Secretary, Medical Council of India, Pocket-14, Sector-8, Dwarka, New Delhi-110077.

Yours faithfully,

(Shikhar Ranjan)
CPIO

CC to :- RTI DBMS No. 1954, RTI Cell, MCI.

दूरभाष : Phone: +91-11-25367033, 25367035, 25367036 ● फैक्स : Fax: +91-11-25367024
ईमेल / E-mail : mci@bol.net.in , contact@mciindia.org ● वेबसाईट : Website : www.mciindia.org

**ஆவணம் 1**

இந்திய மருத்துவக் கவுன்சில் அக்கு ஹீலர்களைக் கட்டுப்படுத்தாது என்று அறிவிக்கும் ஆவணம்

102 / அக்குபங்சர் சட்டம் சொல்வது என்ன?

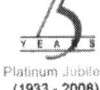

**பொது சுகாதாரம் மற்றும் நோய் தடுப்பு மருந்து துறை**

ந.க.எண்.48590/த.ஊ/இரு.1/2010

பொது சுகாதாரம் மற்றும் நோய் தடுப்பு மருந்து
துறை இயக்ககம்,
359, அண்ணா சாலை,
தேனாம்பேட்டை,
சென்னை – 600 006.
நாள் 26–03–2010

பொருள்: பொது சுகாதாரம் – தகவல் அறியும் உரிமைச் சட்டம் – திரு. அ. உமர் பாரூக், கம்பம் – கோரிய விவரங்களுக்கு பதில்.

பார்வை: மனுதாரரின் கடித நாள் 1–3–2010 இவ்வலுவலக ந.க.எண். 35260/மாசுபுமை–1/த.அ.உ.ச/2010, நாள் 19–3–2010.

------

பார்வையில் காணும் கடிதத்தில் கேட்டுள்ள விவரங்கள் தடுப்பூசி தொடர்பாக கீழ் கண்டவாறு பதில் அனுப்பப்படுகிறது.

1) **கேள்வி:** தமிழ்நாட்டில் பிறக்கும் குழந்தைகளுக்கு கட்டாயமாகத் தடுப்பூசி போட்டே ஆக வேண்டும் என்று வலியுறுத்தும் கட்டாயத் தடுப்பூசிச் சட்டம் எதுவும் நடப்பில் இருக்கிறதா ?
**பதில்:** நடப்பில் இல்லை.

2) **கேள்வி:** குழந்தையின் பிறப்பு பதிவுச் சான்றிதழ் பெற விண்ணப்பிக்கும் போது, தடுப்பூசி போடப்பட்ட விபரங்களைத் தரவேண்டிய அவசியம் உள்ளதா ?
**பதில்:** அவசியம் இல்லை.

3) **கேள்வி:** குழந்தையின் பெற்றோர் தடுப்பூசி போடப்பட்ட தகவல்களைத் தராமல் இருந்தால் சம்பந்தப்பட்ட அலுவலர் பிறப்புச் சான்றிதழ் வழங்காமல் நிறுத்தி வைக்க முடியுமா ?
**பதில்:** பிறப்புச் சான்றிதழை நிறுத்தி வைக்க முடியாது.

பொது சுகாதாரம் மற்றும் நோய் தடுப்பு
மருந்து துறை இயக்குநருக்காக, சென்னை–6.

31/3/10

பெறுநர்:
Healer. அ. உமர் பாரூக்,
செயலாளர்,
அக்குபங்சர் ஹீலர்ஸ் ஆர்கனைசேசன்,
33ஏ, கிராமச்சாவடி தெரு,
கம்பம் – 625 516.
தேனி மாவட்டம்.

நகல்: மகப்பேறு மற்றும் குழந்தைகள் நலப் பிரிவு
மாசுபுமை –1 பிரிவு.

## ஆவணம் 2

கட்டாயத் தடுப்பூசி பற்றிய தமிழ்நாடு அரசின் பொது சுகாதாரம் நோய் தடுப்பு மருந்துத் துறையின் ஆவணம்

## தகவல் அறியும் உரிமைச்சட்டம்

பொது சுகாதாரம் மற்றும் நோய்த் தடுப்பு மருந்து துறை இயக்குனரகம்

அனுப்புநர்:
இயக்குநர்,
பொது சுகாதாரம் மற்றும் நோய் தடுப்பு
மருந்து துறை, மற்றும் முதன்மை பிறப்பு
இறப்பு பதிவாளர்,
359, அண்ணாசாலை,
சென்னை - 600 006.

பெறுநர்:
திரு.அ.உமர் பாருக், செயலாளர்
அக்குபங்சர் ஹீலர்ஸ்
ஆர்கனைசேசன்,
33எ,கிராமச்சாவடி தெரு,
கம்பம் - 625 516.
தேனிமாவட்டம்.

ந.க.எண் : 48292/மாசுபுமை–1 /இ1/10 நாள் : 6. 4.10

அய்யா,

பொருள்: பொது – மாசுபுமை – தகவல் அறியும் உரிமைச்சட்டம் - 05ன் கீழ் சில தகவல்கள் தெரிவித்தல் - தொடர்பாக.

பார்வை: 1) ந.க.எண்:35260மாசுபுமை 1/த.அ.உ.ச/10 நாள் : 19.3.10 இவ்வலுவலகம்.
2) மனுதாரர் திரு.அ.உமர்பாருக், செயலாளர் அக்குபங்சர் ஹீலர்ஸ் ஆர்கனைசேசன், கம்பம், தேனிமாவட்டம். மனுநாள்:1.3.10

***************

பார்வையில் கோரியுள்ள விவரங்கள் பின்வருமாறு தெரிவிக்கப்படுகிறது.

| வ.எண் | விவரம் | |
|---|---|---|
| 2) | குழந்தையின் பிறப்பு பதிவுச்சான்றிதழ் பெற விண்ணப்பிக்கும் போது தடுப்பூசி போடப்பட்ட விவரங்களை தரவேண்டிய அவசியம் உள்ளதா ? | அவசியம் இல்லை |
| 3) | குழந்தையின் பெற்றோர் தடுப்பூசி போடப்பட்ட தகவல்களைத் தராமல் இருந்தால் சம்மந்தப்பட்ட அலுவலர் பிறப்புச் சான்றிதழ் வழங்காமல் நிறுத்திவைக்க முடியுமா ? | பிறப்புச்சான்றிதழ் வழங்குவது, நிறுத்திவைக்க இயலாது |
| 4) | பிரசவம் நடைபெறும் இடம் மருத்துவமனையாக மட்டும் தான் இருக்க வேண்டும் என்ற கட்டாயம் இருக்கிறதா? | கட்டாயம் இல்லை |
| 5) | குழந்தை வீட்டில் பிறந்த காரணத்திற்காக பிறப்பு பதிவுச் சான்றிதழ் தருவதை மறுக்க முடியுமா? | மறுக்க இயலாது |
| 6) | பிறப்புச் சான்றிதழ் பெற என்னென்ன தகவல்களை பெற்றோர் தரவேண்டும் ? | பிறப்பு பதிவு செய்வதற்கு பிறப்பு அறிக்கை ( படிவம் எண்-1ல் உள்ள விவரங்கள்பூர்த்தி செய்யவேண்டும் இப்படிவங்கள் பதிவாளர் அலுவலகத்தில் கிடைக்கும் மாதிரி படிவம் இணைக்கப்பட்டுள்ளது. |

தங்கள் உண்மையுள்ள,

ஒ.ப. 13/4/10

பொது சுகாதாரம் மற்றும் நோய் தடுப்பு
மருந்து துறை,இயக்குநருக்காக,சென்னை-6.

நகல்:
பொது தகவல் அதிகாரி
பொது சுகாதாரம் மற்றும் நோய் தடுப்பு
மருந்து துறை,இயக்குநர் அலுவலகம், சென்னை-6.

13.4.10

**ஆவணம் 3**

வீட்டுப் பிரசவத்திற்கு பிறப்புச் சான்றிதழ் வழங்கத்தடையில்லை என்று கூறும் தமிழ்நாடு அரசின் பொதுசுகாதாரம் மற்றும் நோய்த் தடுப்பு மருந்துத்துறையின் ஆவணம்

**SPEED POST**
**RTI MATTER**

No. V.25011/11/2011-HR
Government of India
Ministry of Health & Family Welfare
(Department of Health Research)

Nirman Bhawan, New Delhi
Dated 12th January, 2011

To

Healer. A. Umar Farook,
Secretary,
Acupuncture Healers Orgnization,
33A, Crama Chavadi Street,
CUMBUM, 625516 Theni Dt. Tamilnadu.

Subject: -Application under Right to Information Act, 2005 regarding practice of Acupuncture in India.

Sir,

I am directed to refer to your application dated 21.12.2010 under Right to Information Act, 2005 seeking information on the subject mentioned above and to provide the desired information as under: -

**Point No. 1:** In this regard, Ministry has issued order No. R-14015/25/96-U&H (R)(Pt.) dated 25 November, 2003 and order No. V.25011/276/2009-HR dated 5th May, 2010 (copies enclosed) which are self explanatory.

**2.** Under Section 19(1) of the Right to Information Act, 2005, Sh. J.P. Mehta, Director is the First Appellate Authority.

Yours faithfully,

(MOHD. SALEEM)
UNDER SECRETARY TO THE GOVT. OF INDIA & CP.
TEL.NO.23061986

Encl: **As above**

Copy to: -

Cdn. II Section, MOH&FW, w.r.t. their endorsement No. 1870 dated 27-12-2010.

**ஆவணம் 4, 5**

அக்குபங்சர் அரசு ஆணைகள் குறித்த மத்திய அரசின் குடும்ப நலம் மற்றும் மக்கள் நல்வாழ்வுத்துறையின் ஆவணம்

The G.O. Says about Acupuncture :

No.R.14015/25/96 - U & H (R) (Pt.)
GOVERNMENT OF INDIA
MINISTRY OF HEALTH AND FAMILY WELFARE
(Research Desk)

Nirman Bhavan, New Delhi
Dated the 25th November, 2003

## ORDER

The matter regarding grant of recognition to the various streams of alternative medicine including electropathy/electro homeopathy, has been under consideration of the Govt. In this process Govt. has considered the orders dated 18.11.98 of Hon'ble High of Delhinin CWP No.4015/96 & OM No.8468/97 which has inter-alia directed the central / State Govts. to conider making legislation to grant of licenses to theexisting and new institutes etc. to control & regulate the various 'unrecognised' streams of alternative medicines and also to give adequate publicity through media informing public about the 'Respondents' and similar other institutes not being recognised by the Govt.& affiliated with any of the councils.

The Committee developed essential & desirable criteria for grant of recognition to a new stream of medicine and analysed the different streams of 'Alternative medicine viz. Ayurveda, .Siddha Unani, Homoeopathy, Yoga & Naturopathy,Electropathy/Electrohomoeopathy, Acupuncture, magnetotherapy, Reiki, Reflexology, Urine Therapy/Autourine Therapy, - Hypnotherapy, Aromotherapy Colour Therapy, Pranic Healing, Gems & Stone Therapy and Music Therapy.

The Committee has, however, recommended that certain practices as **Acupuncture and Hypnotherapy which qualified as modes of therapy, could be allowed to be practised by registered practitioners or appropriately trained personnel.** The Committee further suggested that all those Systems of Medicine not recognized as separate Systems should not be allowed to continue full time Bachelor and Master's degree courses and the term "Doctor" should be used only by practitioners of Systems of Medicine recognized by me Government of India.

This issues with the approval of Secretary (Health), Ministry of Health & FW..

-SD-
(Bhavani Thyagarajan)
Joint Secretary

No.V.25011/276/2009 - HR
GOVERNMENT OF INDIA
MINISTRY OF HEALTH AND FAMILY WELFARE
Department of Health Research

Nirman Bhavan, New Delhi
Dated the 5th May, 2010

## ORDER

The Government of India issued an order No.R.14015/25/96 - U&H(R))Pt.) Dated 25 th November 2003, based on the recommendations of a "Standing Committee of Experts" under the chairmanship of Director General ICMR, set up by the Goverment of India Based on the recommendations of the committee, the Government of India has given the following orders.

The Committee has, however, recommended that certain practices as **Acupuncture and Hypnotherapy which qualified as modes of therapy, could be allowed to be practised by registered practitioners or appropriately trained personnel.**

The Committee further suggested that all those Systems of Medicine not recognized as separate Systems should not be allowed to continue full time Bachelor and Master's degree courses and the term "Doctor" should be used only by practitioners of Systems of Medicine recognized by me Government of India.

This issue with the approval of secretary, Department of Health Research in this Ministry.

-SD-
(MOHD.SALEEM)
Under Secreatry to the Government of India

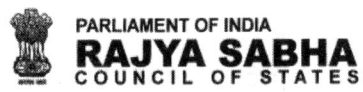

**PARLIAMENT OF INDIA**
# RAJYA SABHA
**COUNCIL OF STATES**

**GOVERNMENT OF INDIA**
**MINISTRY OF HEALTH AND FAMILY WELFARE**
**DEPARTMENT OF HEALTH**

**RAJYA SABHA**
**UNSTARRED QUESTION NO 1887**
**TO BE ANSWERED ON 20.08.2004**

**NEW GUIDELINES OF WHO**

1887. SHRI VIJAY JAWAHARLAL DARDA

Will the Minister of HEALTH AND FAMILY WELFARE be pleased to state:-

(a) whether Government are aware of the new guidelines issued by WHO aiming at helping national health authorities to develop reliable information for consumers-guarding against adverse or fatal reactions to so-called traditional or alternative medicines (herbal medicines acupuncture, etc.) purchased across the counter; and

(b) if so, whether these guidelines have percolated to medical units at district levels for dissemination to general public?

**ANSWER**

**THE MINISTER OF STATE IN THE MINISTRY OF HEALTH AND FAMILY WELFARE**
(SMT. PANABAKA LAKSHMI)

(a) and (b): Yes, Sir. WHO in its Press release dated 22nd June, 2004 mentioned about the release of a new set of guidelines for health authorities by WHO emphasizing WHO's suppc traditional & alternative medicines when these have demonstrated benefits for the patients a minimal risks. Prior to this, in pursuance of the directions issued by the Hon'ble Delhi High C in its order dated 18.11.1998 in CWP No.4015/96 and OA No.8468/97, a Standing Commit experts had been constituted under the Chairmanship of Director General, Indian Council of Medical Research (ICMR) vide this Ministry's Order dated 25th November, 2002 for examin the claims of various organisations for recognition to the different streams of Alternative Sys of Medicine. The Committee in its final report did not recommended recognition to any of the alternative medicines except the already recognized traditional systems of medicines name Auyrveda, Siddha, Unani, Homeopathy and drugless therapies such as Yoga and Naturopat which were found to fulfil the essential and desirable criteria developed by the Committee. T recommendations of the Committee have been examined and accepted by the Government Accordingly, an Order No.R.14015/25/96-U&H (R)(Pt.) dated 25th November 2003 wa issued by this Ministry communicating the above decision of the Govt. It was also inter-alia ordered that certain practices as **acupuncture and hypnotherapy, which qualified as modes of therapy, could be allowed to be practiced by registered practitioners or appropriately trained personnel.**

All State/UT Governments have been requested to give wide publicity to the above decision the Govt.

ஆவணம் 6,7,8

பாராளுமன்ற விவாத ஆவணங்கள்

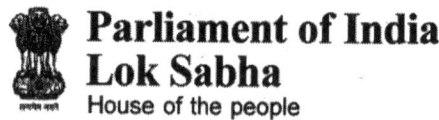
# Parliament of India
# Lok Sabha
House of the people

GOVERNMENT OF INDIA
MINISTRY OF HEALTH AND FAMILY WELFARE

LOK SABHA
UNSTARRED QUESTION NO 524
TO BE ANSWERED ON 21.11.2001

## ACUPUNCTURE THERAPY

524. SHRI TARACHAND BHAGORA
RAMESHWAR DUDI
GAJENDRA SINGH RAJUKHEDI
BHERU LAL MEENA
CHARAN DAS MAHANT

Will the Minister of HEALTH AND FAMILY WELFARE be pleased to state:-

(a) whether 'Acupuncture Therapy' can cure even those diseases which are behind to be incurable;

(b) if so, whether this therapy succeeded in pertaining to ear, eye and liver;

(c) whether the Government have a proposal to encourage physicians practicing modern pathies to take keen interest in this therapy keeping in view its success; and

(d) if so, the details thereof?

### ANSWER

THE MINISTER OF HEALTH AND FAMILY WELFARE (DR. C.P. THAKUR)

(a): According to ICMR, Acupuncture therapy is stated to be useful for several diseases. WHO has recognized Acupuncture as a traditional mode of treatment for diseases connected with Respiratory, Occular Gastro-intestinal neurological and musculoskeletal conditions.

(b): Acupuncture therapy is useful in treating various diseases including those relates to eye, ear and liver.

(c)&(d): No such proposal is envisaged.

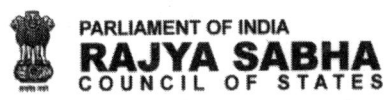

**PARLIAMENT OF INDIA**
## RAJYA SABHA
### COUNCIL OF STATES

**GOVERNMENT OF INDIA**
**MINISTRY OF HEALTH AND FAMILY WELFARE**
**DEPARTMENT OF AYUNSH**

**RAJYA SABHA**
**UNSTARRED QUESTION NO 1098**
**TO BE ANSWERED ON 23.07.2004**

### YOGA THERAPY CERTIFICATES

1098. SHRI NANDI YELLAIAH

Will the Minister of HEALTH AND FAMILY WELFARE be pleased to state:-

(a) whether trainees awarded with yoga therapy certificates by recognized institutes in India could be treated as registered medical practitioners or appropriately trained persons, since yoga had already been recognized as traditional system of medicines;

(b) if not, the reasons therefor;

(c) whether yoga therapists from recognized yoga institutes can practise acupuncture after undergoing certificate course in acupuncture without using the word Doctor;

(d) if not, the reasons therefor;

(e) the details with addresses of recognized institutes in India offering certificate courses in acupuncture;

(f) whether Dr. Lohia's Indian Academy of Acupuncture Science, in Maharashtra, is recognized to train for certificate courses in acupuncture; and (g) if not, the reasons therefor?

### ANSWER

**THE MINISTER OF STATE IN THE MINISTRY OF HEALTH AND FAMILY WELFARE**
**(SMT. PANABAKA LAKSHMI)**

(a) & (b) There is no law that provides for registration of Yoga therapy certificate holders as medical practitioners.

(c) & (d) **All registered practitioners of Indian Systems of Medicine and appropriately trained personnel are permitted to practice acupuncture.**

(e) & (g) Since the Central Government have not recognized acupuncture as an independent System of Medicine, the question of legally recognized institutes offering courses in acupuncture does not arise. .....

F. No. Z.25022/01/2016-DCC (AYUSH)
Government of India

Ministry of Ayurveda, Yoga & Naturopathy, Unani, Siddha and Homoeopathy (AYUSH)

AYUSH Bhawan
B-Block, GPO Complex
INA, New Delhi-110023.

Dated: 18th July, 2016.

Sub: RTI Application dated 10.06.2016 received by the undersigned vide OM No. Z. 16015/36/2016-EP(IM-1), dated 15.7.2016.

This is in reference to your above mentioned RTI application and to inform that-

i) Ministry of AYUSH in the Central Government has administrative dealing only for Ayurveda, Yoga, Naturopathy, Siddha, Sowa Rigpa, Unani Tibb and Homoeopathy.

ii) Under the provisions of Indian Medicine Central Council Act, 1970 and Homoeopathy Central Council Act, 1973, teaching institutions of Ayurveda, Siddha, Unani and Homoeopathy only are regulated.

Any more information about the Ministry of AYUSH and its purview and jurisdiction may be seen from the website www.ayush.gov.in

(Dr D.C. Katoch)
Adviser (Ay.) cum CPIO

To
Acu Healer A. Umar Farook
Secretary, Acupuncture Healers Organization of India
33 A, Gram Chavadi Street
CUMBUM- 625 516 Theni District (Tamilnadu.)

Copy for information to :-

i) US (JJ), Ministry of AYUSH in reference to OM No. Z. 16015/36/2016-EP(IM-1), dated 15.07.2016.

ii) Section Officer (RTI Cell), Ministry of AYUSH in reference to OM No. Z. 16011/299/2016-RTI Cell (Ayush) dated 4th July 2016, FTS No. 21330.

110 / அக்குபங்சர் சட்டம் சொல்வது என்ன?

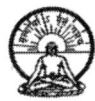

केन्द्रीय योग एवं प्राकृतिक चिकित्सा अनुसंधान परिषद्
(आयुष मंत्रालय, भारत सरकार)
61-65, संस्थागत क्षेत्र, जनकपुरी, नई दिल्ली – 110058

**Central Council for Research in Yoga & Naturopathy**
(Ministry of AYUSH, Govt. of India)
61-65, Institutional Area, Janakpuri, NEW DELHI -110058

Ph: 011-28520430, 31, 32
Fax: 28520435
E-mail: director-ccryn@nic.in
ccryn.goi@gmail.com
Website: www.ccryn.org

RIGHT TO INFORMATION

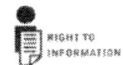

17-18/(Tamilnadu)/CCRYN/2012-13/RTI (Trg. & Rgn.) – 623 Dated: 20.07.2016

To,

**Acu Healer. A. Umar Farook,**
Secretary,
Acupuncture Healers Organisation of India,
33A, Grama Chavadi Street,
CUMBUM-625516, Theni, Tamilnadu

**Sub: - Information under Right to Information Act-2005.**

Sir,

With reference to your online RTI application dated 10.06.2016 transferred by the Ministyr of AYUSH received in this Council on 13.07.2016, on the subject cited above. The information is as under

| S. No. | Information sought | Information being furnished |
|---|---|---|
| 1 | Does AYUSH have control over all medical systems other than Ayurvedha, Yoga, Naturopathy, Unani, Siddha and Homoeopathy ? | This Council works only in the field of Yoga & Naturopathy which is a drugless therapy and is a part of AYUSH. |
| 2. | Whether AYUSH recognize medical institutions other than Ayurvedha, Yoga, Naturopathy, Unani, Siddha and Homoeopathy ? | |

**Appellate Authority**

**Dr. Ishwara N. Acharya**
Director, Central Council for Research in Yoga and Naturopathy.
61-65, Institutional Area, Janakpuri, New Delhi – 110 058

Yours faithfully,

(सुरेन्द्र संधू)
(Surender Sandhu)
के.ज.सू.अ./सहायक निदेशक(योग)/लोक शिकायत अधि.
CPIO/ Asstt. Director (Yoga)/Grievance Officer

Copy to: **Sushma Jas,** Section Officer, Ministry of AYUSH, 'B' Block, GPO Complex, INA New Delhi-110023 for information with reference to her letter no. Z.16011/299/2016-RTI (Ay.) dated 04.07.2016.

**ஆவணம் 10**

யோகா மற்றும் இயற்கை மருத்துவத்திற்கான ஆராய்ச்சி கவுன்சில் யோகா மற்றும் இயற்கை மருத்துவத்தை மட்டுமே கட்டுப்படுத்தும் என்று தெரிவிக்கும் ரிசர்ச் கவுன்சில் ஆவணம்

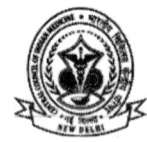

**भारतीय चिकित्सा केन्द्रीय परिषद्**

आयुष मंत्रालय, भारत सरकार के अधीन एक सांविधिक निकाय

कार्यालय: 61-65, संस्थानिक क्षेत्र, जनकपुरी, डी.ब्लाक नई दिल्ली -110058

**CENTRAL COUNCIL OF INDIAN MEDICINE**

A STATUTORY BODY UNDER THE MINISTRY OF AYUSH, GOVT. OF INDIA

OFFICE: 61-65, INSTITUTIONAL AREA, JANAKPURI, D-BLOCK NEW DELHI-110058

दूरभाष/ Phone
अध्यक्ष / President: 28525156
सचिव / Secretary: 28525847
कार्यालय /Office: 28525464
पंजीयन / Registration: 28522519
फैक्स / Fax: 28520878
www.ccimindia.org
secretary@ccimindia.org

क्रमांक / Ref. No. 20-50/2016-(RTI)- VII

दिनांक / Dated 10.08.2016

Acu Healer, A. Umar Farook,
Secretary,
Acupuncture Healers Organization of India,
33A, Grama Chavadi Street,
Cumbum-625516, Theni Dt.,
**Tamilnadu**

सूचना का अधिकार
RIGHT TO INFORMATION

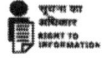

**Subject: RTI application dated 10.06.2016 of Acu. Healer. A. Umar Farooq, Tamilnadu seeking information under RTI Act, 2005-reg.**

Sir,

With reference to your RTI application addressed to the Central Public Information Officer, Ministry of AYUSH, New Delhi and transferred to this Council by Ms. Jasmine James, A.C.P.I.O and under Secretary to Government of India, Ministry of Ayush, New Delhi vide her letter No. Z.16015/36/2016-EP (IM-1) dated 15.07.2016 and Diary No. 247 dated 28.07.2016 in the Council on the subject mentioned above, I am sending herewith the desired informations as under:-

1. Desired information is not available with Central Council Indian Medicine. However, as per provisions of Indian Medicine Central Council Act, 1970, the AYUSH Ministry have control over Ayurveda, Siddha, Unani & Sowa-Rigpa Systems of Medicine.
2. Desired information is not available with Central Council Indian Medicine. However, as per provisions of Indian Medicine Central Council Act, 1970, Govt. of India, Ministry of AYUSH recognized Medical College/Institutions of Ayurveda, Siddha, Unani & Sowa-Rigpa Systems of Medicine.

**Encls: As above**

Yours faithfully,

***APPELLATE AUTHORITY***
DR. RICHA SHARMA,
SECRETARY I/c

( K. NATARAJAN)
ASSTT. REGISTRAR ( SIDDHA ) &
CENTRAL PUBLIC INFORMATION OFFICER

Copy to:

1. The President, Central Council of Indian Medicine, (Govt. of India), 61-65, Institutional Area, Janakpuri, New Delhi – 110058.
2. Smt. Jasmine James, ACPIO and Under Secretary to Govt. of India, Ministry of Ayush, Ayush Bhawan, B-Block, GPO Complex, INA, New Delhi-110023 in reference to her letter No. Z.16015/36/2016-EP (IM-1) dated 15.07.2016.
3. Guard file.

( K. NATARAJAN)
ASSTT. REGISTRAR ( SIDDHA ) &
CENTRAL PUBLIC INFORMATION OFFICER

RTI English letter, 2016

**ஆவணம் 11**

இந்திய மருத்துவங்களுக்கான மத்திய கவுன்சில் ஆயுர்வேதம், சித்தா, யுனானி போன்ற மருத்துவங்களை மட்டுமே கட்டுப்படுத்தும் என்று தெரிவிக்கும் மத்திய கவுன்சில் ஆவணம்.

112 / அக்குபங்சர் சட்டம் சொல்வது என்ன?